Mit trockenem Humor, aber voller Sympathie für ihre Patienten erzählt die Ärztin Claudia Hochbrunn vom Alltag in einer psychiatrischen Klinik. Dabei erfährt der Leser nicht nur Wissenswertes zu Krankheitsbildern wie Depression und Manie, sondern auch, warum Fernbedienungen in der Psychiatrie genauso schnell verschwinden wie Socken in der Waschmaschine; dass man einen Patienten durchaus fragen darf, warum er sich den Kopf mit Butter beschmiert und mit Alufolie umwickelt hat; und wieso jemand, der nackt den Verkehr regelt, so gut wie immer an einer Schizophrenie leidet.

Claudia Hochbrunn ist Fachärztin für Psychiatrie und Psychotherapie. Sie arbeitete viele Jahre lang in verschiedenen psychiatrischen Kliniken, beim Sozialpsychiatrischen Dienst sowie im forensischen Maßregelvollzug mit Schwerverbrechern. Zum Schutze ihrer Patienten verfasste sie dieses Buch unter Pseudonym. Unter ihrem Klarnamen hat sie bereits mehrere erfolgreiche Romane veröffentlicht.

Claudia
Hochbrunn

Die Welt,
die ist ein
IRRENHAUS,
und hier ist
die Zentrale

Geschichten
aus der
Psychiatrie

Rowohlt
Taschenbuch
Verlag

Originalausgabe
Veröffentlicht im Rowohlt Taschenbuch Verlag,
Reinbek bei Hamburg, Dezember 2015
Copyright © 2015 by Rowohlt Verlag GmbH,
Reinbek bei Hamburg
Umschlaggestaltung ZERO Werbeagentur, München
Umschlagabbildung FinePic, München
Satz Albertina MT, PostScript, InDesign, bei
Pinkuin Satz und Datentechnik, Berlin
Druck und Bindung CPI books GmbH, Leck, Germany
ISBN 978 3 499 62948 8

Inhalt

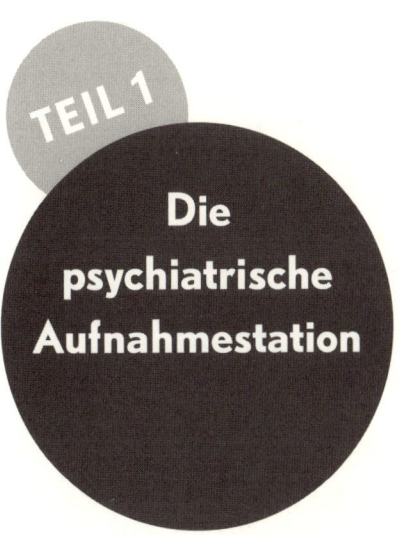

TEIL 1

Die psychiatrische Aufnahmestation

Eine kurze Einführung

Herzlich willkommen auf der Aufnahmestation! Hier beginnt unsere Reise durch die Psychiatrie. Sie glauben an Gummizellen, Zwangsjacken und Wasserkuren? Keine Sorge, das finden Sie hier nicht.

Schon bei Ihrer Ankunft werden Sie bemerken, dass Sie nun auf der «Geschlossenen» sind – denn die Tür fällt sofort hinter Ihnen ins Schloss, und wenn Sie sich umdrehen, ist da nur ein Knauf. Der lässt sich nicht drehen, und Rütteln nützt auch nichts. Ich kann Sie jedoch beruhigen. Wer die Station verlassen möchte, um im Park spazieren zu gehen (oder bei dem Wucherer, der den Kiosk betreibt, eine Tafel Schokolade für den Preis einer ganzen Schokoladenfabrik zu kaufen), muss nur dem Pflegepersonal Bescheid sagen. Sofern das Personal nicht gerade bei der Übergabe ist oder Kaffee trinkt, wird Ihnen sofort die Tür geöffnet.

Aber nehmen wir uns erst einmal Zeit, uns gemeinsam auf Ihrer neuen Station umzusehen.

Die meisten Aufnahmestationen haben Ein- und Zweibettzimmer. Im Gegensatz zu anderen medizinischen Abteilungen gibt es in der Psychiatrie überwiegend Betten in Holzoptik und die dazu passenden Nachttische. Die Wände sind in freundlichen Pastelltönen gestrichen und mit Werken aus der Kunsttherapie geschmückt. Die schönsten Bilder hängen grundsätzlich vorn im Foyer, wo sie von allen bewundert werden können. Die weniger gelungenen findet man in den Patientenzimmern. Sollten Sie versuchen, das Bild mit den braunen und grünen Farbklecksen über

Ihrem Bett abzuhängen und gegen das mit den tanzenden Elfen im Foyer zu tauschen, werden Sie eine Enttäuschung erleben. Die Rahmen sind an der Wand festgeschraubt.

Im Aufenthaltsraum erwarten Sie gemütliche Polsterstühle, moderne LCD-Fernsehgeräte, allerdings ohne Fernbedienung (Fernbedienungen verschwinden in Psychiatrien genauso schnell wie Socken in der Waschmaschine), DVD-Player sowie Gesellschaftsspiele (wo die fehlenden Schachfiguren sind, werden Sie noch erfahren). Manchmal findet sich auch ein Bücherregal, aber das dient nur dekorativen Zwecken, denn die Auswahl der Bücher beschränkt sich auf das, was die selbstlosen Spender nicht auf dem Flohmarkt losgeworden sind. Wer aktuelle Bücher lesen möchte, kann sich an die Klinikbibliothek wenden. Das Pflegepersonal stellt Ihnen jederzeit eine Liste aller vorhandenen Bücher zur Verfügung, die Ihnen direkt auf die Station geliefert werden.

Die in den neunziger Jahren noch so beliebten Aquarien sind inzwischen von den Stationen verschwunden. Offiziell hieß es aus Kostengründen, ich vermute jedoch, dass die Fische von den Patienten zu häufig mit Wurstbroten, sauren Gurken und Kaffee gefüttert wurden.

Nun sitzen Sie also im Aufenthaltsraum und warten darauf, dass man Ihnen die Tür öffnet, damit Sie nach draußen gehen können. Bitte werden Sie nicht ungeduldig oder ärgerlich, wenn es zu lange dauert. Übergaben (und Kaffeepausen) brauchen ihre Zeit. Nutzen Sie die Gelegenheit lieber, Ihren Zimmernachbarn kennenzulernen. Hier ein kleiner Ratgeber, damit Sie ihn besser einschätzen und verstehen können:

- Sollte Ihr Zimmernachbar Ihnen erzählen, dass er von Außerirdischen entführt wurde und der Geheimdienst ihm dabei elektronische Mikrochips ins Hirn implantiert hat, leidet er an einer Schizophrenie.

- Berichtet er Ihnen von seinen tollen Geschäftsabschlüssen, mit denen er täglich drei Millionen Euro verdient, hat er eine Manie, umgangssprachlich auch als Größenwahnsinn bekannt. Bitte lassen Sie sich von ihm keine Aktienfonds andrehen – auch wenn es noch so verlockend klingt! Glauben Sie wirklich, jemand, der drei Millionen Euro am Tag verdient, würde sich mit Ihnen ein Zweibettzimmer als Kassenpatient teilen?
- Liegt er antriebslos im Bett und sagt gar nichts, hat er eine Depression. Sollte er plötzlich anfangen, Ihnen Aktienfonds andrehen zu wollen, ist die depressive Phase vorbei, und er ist in die Manie gerutscht. Bitte kaufen Sie ihm auch in diesem Fall keine Aktien ab – fragen Sie ihn lieber, warum er depressiv geworden ist …
- Ist er schon sehr alt und begrüßt Sie alle fünf Minuten aufs Neue, um sich vorzustellen, hat er Alzheimer.
- Behauptet er, er sei Napoleon, ist er kerngesund. Kein psychisch Kranker hält sich für Napoleon. Ein echter Kranker ist immer unter seinem eigenen Namen eine wichtige Persönlichkeit.
- Sie können sich allerdings hundertprozentig sicher sein, dass Sie niemals einen Serienmörder oder praktizierenden Kannibalen als Zimmernachbarn bekommen werden. Die landen alle in der Forensik, dem psychiatrischen Maßregelvollzug.

Wenn schließlich ein Pfleger kommt, um Ihnen die Tür zu öffnen, und Sie fragt, wohin Sie gehen möchten, sollten Sie auf keinen Fall andeuten, dass Sie sich vor die nächste U-Bahn werfen wollen. Dann können Sie Ihren Parkausgang knicken! Genau aus diesem Grunde sind Aufnahmestationen geschlossene Stationen. Dies dient Ihrem Schutz.

Bitte verwechseln Sie die geschlossene Aufnahmestation niemals mit der forensischen Psychiatrie.

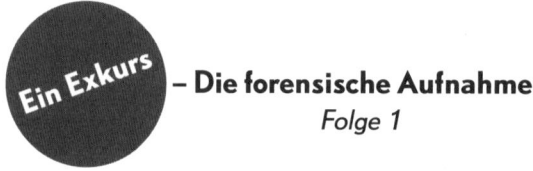 **– Die forensische Aufnahme**
Folge 1

Falls Sie Ihren Chef mit dem Beil erschlagen haben, weil der immer so komisch guckte, und Ihr Anwalt den Richter bei der Verhandlung davon überzeugen konnte, dass Sie verrückt sind, werden Sie vergeblich darauf hoffen, auf die oben beschriebene Aufnahmestation zu kommen.

Für Leute wie Sie gibt es den psychiatrischen Maßregelvollzug – die forensische Psychiatrie. Sie werden den Unterschied sehr schnell bemerken, da man Sie mit einem Gefängnistransporter in die Klinik fährt und in Handschellen auf die Station bringt. Die Pfleger lächeln Ihnen auch nicht freundlich zu – und das nicht nur, weil Sie durch Ihre Ankunft bei der Übergabe (oder beim Kaffeetrinken) stören.

Nun kommen Sie auf eine kahle, einschüchternde Station, vorbei an den weiß gestrichenen Wänden (an denen Bilder aus der Kunsttherapie hängen – noch eine Gemeinsamkeit mit der Allgemeinpsychiatrie) und werden in eine Überwachungszelle gebracht. Natürlich ist das keine Gummizelle, denn Gummizellen gibt es in Deutschland nicht. Stattdessen sind die Wände weiß verputzt, und vor dem einzigen Fenster sind Gitter. Schlafen dürfen Sie in der ersten Nacht auf einer am Boden festgeschraubten Pritsche aus Edelstahl (immerhin hat diese Pritsche einen Schaumgummibezug).

Und da bleiben Sie dann erst mal. Kein Parkausgang, keine Schokolade, kein netter Zimmernachbar. Am ersten Tag zeigt man Ihnen noch nicht mal den Aufenthaltsraum. Aber der ist ohnehin langweilig. Dort gibt es nur stabile Tische und Stühle aus Holz sowie einen Fernseher – meist ein antiquiertes Röhrengerät, aber immerhin schon in Farbe (und ohne Fernbedienung – Sie wissen ja, Fernbedienungen in der Psychiatrie ...).

Da Sie dort erst einmal mehrere Tage verbringen, bis man Sie besser einschätzen kann (und sich sicher ist, dass Sie hier niemanden erschlagen oder mit dem Bettlaken erwürgen werden), kehren wir nun zurück zur Allgemeinpsychiatrie. Aber keine Sorge – wir kommen bald wieder.

Von ver(w)irrten Ärzten

Die meisten Mitarbeiter auf der allgemeinpsychiatrischen Aufnahmestation tragen Zivil. Offiziell soll es die Krankenhausatmosphäre abmildern und ein angenehmes Klima schaffen. Inoffiziell spart die Klinik dadurch Dienstbekleidung und Wäschereikosten.

Wenn man Glück hat, tragen die Mitarbeiter wenigstens irgendwo am Körper ein Namensschildchen, aber wenn man Pech hat, weiß man nicht, ob man einen Arzt oder einen Patienten vor sich hat. Manchmal hat man auch beides in einer Person.

Wie im Fall des Internisten Doktor Wagner, der aufgrund einer rasant fortschreitenden Demenz zu uns kam. Doktor Wagner war weit über siebzig, aber seine Praxis existierte noch. Als die ersten Symptome der Alzheimer-Erkrankung bei ihm auftraten, versuchte er mit allen Mitteln, dagegen anzukämpfen – und zwar im wahrsten Sinne des Wortes. Als Arzt hatte er keine Schwierigkeiten, sich sämtliche Medikamente zu besorgen, die der Markt hergab – sogar solche, die noch gar nicht zugelassen waren.

Genützt hat es ihm leider gar nichts. Nachdem er sich zu Hause nicht mehr zurechtfand und mehrfach hilflos von der Polizei auf der Straße aufgegriffen worden war, sah seine Ehefrau keine andere Möglichkeit mehr, als ihn in die Klinik zu bringen. Hier begegnete ich Doktor Wagner zum ersten Mal. Er war ein charmanter, freundlicher Mann, aber sein Kurzzeitgedächtnis war ausgelöscht. Er erzählte mir gern Geschichten aus seiner Jugend, und es war bemerkenswert, wie er seine verbliebenen

Gedächtnisinseln nutzte, um die Demenz so weit wie möglich zu überspielen. Wenn er nicht mehr weiterwusste, sagte er einfach: «Wenn Sie erlebt hätten, was ich alles erlebt habe. Ach ja, das Leben …» Dazu lächelte er so gewinnend, dass die meisten Menschen mitlächelten und keine weiteren Fragen mehr stellten.

Da Doktor Wagner zudem dazu neigte, plötzliche Spaziergänge zu unternehmen und sich dabei hoffnungslos zu verlaufen, war die Unterbringung auf der geschlossenen Station unumgänglich. Am liebsten hätten wir ihn sofort auf die geschlossene Station der Gerontopsychiatrie, der Alterspsychiatrie, verlegt, doch dort war kein Bett frei.

Doktor Wagner störte das nicht. Er fügte sich wie die meisten Patienten sehr schnell auf der Aufnahmestation ein. Die Hilfsbereitschaft unter den Patienten ist trotz der unterschiedlichen Diagnosen sehr groß. Während es für junge Ärzte und Pflegekräfte schwierig ist, an die eigenen Grenzen geführt zu werden, da logische Argumente einen nicht weiterbringen, ist dies für die Patienten das geringste Problem. Ich vermute, es liegt daran, dass die Patienten viel weniger Angst davor haben, etwas falsch zu machen. Wenn sie etwas am Verhalten ihrer Mitpatienten nicht verstehen, dann fragen sie einfach. Junge Ärzte und Pfleger sind oft viel zu befangen.

Darf ich den Patienten wirklich fragen, warum er sich den Kopf mit Butter einschmiert und danach mit Alufolie umwickelt? Oder soll ich lieber so tun, als sei das ganz normal, um ihn nicht zu verärgern?

Am Schluss steht der junge Berufsanfänger mit großen Augen vor dem Patienten und sagt gar nichts mehr.

Natürlich darf man fragen! Wie soll man sonst jemals die Vorstellungswelt der Patienten und ihre Bedürfnisse verstehen?

Dann erfährt man auch, dass Butter und Alufolie den Kopf vor gefährlichen Strahlen schützen. Wenn man Glück hat, bietet der Patient seine Hilfe an, damit man sich selbst so einen Strahlenschutz basteln könnte. Dann ist der Zeitpunkt gekommen, sich zu bedanken und dem Patienten zu erklären, dass es jetzt etwas Besseres gegen Strahlen im Kopf gibt: Tabletten!

Doktor Wagners Bedürfnisse waren dagegen leicht zu verstehen. Jeder konnte nachvollziehen, dass er mit seiner Frau telefonieren wollte.

In den Zeiten vor dem Siegeszug des Handys gab es auf allen psychiatrischen Stationen spezielle Telefonzellen. Die Patienten teilten dem Pflegepersonal die Nummer mit, die sie anrufen wollten, dann wurde das Gespräch durchgestellt. Natürlich gebührenpflichtig. Die Telefoneinheiten wurden von der Verwaltung ganz genau mitgezählt und den Patienten bei Entlassung auf die Rechnung gesetzt. Diese Telefone gibt es bis heute, denn noch immer weigern sich einige Menschen standhaft, ein Handy zu besitzen. (Allerdings stirbt die Spezies der Handylosen langsam aus – auch dank der Kliniktelefone, denn wenn diese Menschen ihre erste Klinik-Telefonrechnung in der Hand halten und feststellen, dass ein Ortsgespräch vom Krankenhaus aus so teuer ist, als würde man nach Timbuktu telefonieren, haben sie bei ihrem nächsten Aufenthalt garantiert ein Handy dabei.)

Doktor Wagner, der in den neunziger Jahren bei uns war, hatte noch kein Handy. Er erschien morgens nach dem Frühstück pünktlich vor dem Stationszimmer und bat, mit seiner Frau verbunden zu werden. Kein Problem. Nach ungefähr einer halben Stunde intensiven Telefonats legte er auf. Dann blieb er nachdenklich vor dem Telefon stehen. Ich saß gerade im Stationszimmer und ging die Akten durch, als ich hörte, wie er den Stationsleiter Erwin fragte: «Kann ich jetzt bitte mit meiner Frau telefonieren?»

Erwin starrte Doktor Wagner verblüfft an. «Aber Sie haben doch gerade erst mit ihr telefoniert.»

Doktor Wagner zog ein pikiertes Gesicht, das einem englischen Gentleman alle Ehre gemacht hätte. «Was erzählen Sie denn da? Ich habe seit zwei Tagen nicht mehr mit meiner Frau gesprochen.»

«Stellen Sie ihn durch», raunte ich Erwin zu, ehe es zu einer endlosen Diskussion kam. «Seine Frau wird ihm schon sagen, dass er sie gerade erst angerufen hat.»

Mein Plan ging leider nur halb auf. Zwar erklärte Frau Wagner ihrem Mann, dass sie vor wenigen Minuten bereits einmal gesprochen hätten, aber kaum hatte er aufgelegt, hatte er das schon wieder vergessen.

«Könnte ich jetzt bitte mit meiner Frau telefonieren?», fragte er freundlich.

«Das Telefon ist doch noch warm von Ihrem letzten Anruf», murrte Erwin.

«Das kann nicht sein, ich habe seit zwei Tagen nicht mehr mit meiner Frau gesprochen.»

Nach einem Dutzend solcher Anrufe war nicht nur Erwins Geduld erschöpft, sondern auch die der Gattin. Sie untersagte uns strikt, mehr als drei Telefonate pro Tag durchzustellen. Doktor Wagner wurde ärgerlich, beklagte sich lautstark darüber, dass wir ihn nie mit seiner Frau telefonieren ließen, und schimpfte über das unfreundliche Personal.

Es gibt nur wenig, das frustrierender ist, als jemandem ohne Kurzzeitgedächtnis erklären zu wollen, was gerade eben passiert ist. Plötzlich steht man als Lügner da, und je verzweifelter man versucht, sein Gegenüber zu überzeugen, umso wütender wird der. Bei jemandem mit einer schweren Demenz kommt man ganz schnell an seine Grenzen.

Deshalb ein Tipp an alle Leser, die befürchten, irgendwann selbst an einer Demenz zu erkranken: Trainieren Sie am besten mit Ihren nahen Angehörigen Schlüsselwörter. Wenn Sie damit früh genug anfangen, haben Sie das vielleicht in zwanzig Jahren in Ihrem Langzeitgedächtnis neben Ihren Kindheitserinnerungen verinnerlicht. Und dann wissen Sie vielleicht, aber auch nur ganz vielleicht, dass das Wort «Marmeladentopf» bedeutet, dass man Ihnen alles schon mal erklärt hat, aber Sie inzwischen dement geworden sind und es deshalb wieder vergessen haben.

Sollten Sie hingegen Angehöriger eines Dementen sein, der einfach nicht glauben will, was Sie ihm erzählen, versuchen Sie, sich in seine Lage hineinzuversetzen. Was würden Sie denken, wenn Ihnen jemand etwas einreden will, an das Sie sich nicht erinnern können? *Wieso erzählt der mir solchen Mist? Ich weiß doch, dass das nicht stimmt! Will mich der junge Spund verarschen?*

Na, merken Sie, wie der Aggressionspegel bei dieser Vorstellung steigt? Das ist der Grund, warum Menschen mit einer Demenz aggressiv werden, auch wenn sie früher friedliche Zeitgenossen waren. Es ist einfach frustrierend, wenn alle Welt behauptet, man hätte gerade mit seiner Frau telefoniert, aber man selbst doch am besten weiß, dass das gar nicht stimmt!

Das Einzige, was hilft, ist Ablenkung. Lenken Sie Ihren dementen Angehörigen mit irgendetwas ab. Sei es ein Spaziergang oder ein Marmeladenbrötchen.

Auch Doktor Wagner lenkte sich schließlich erfolgreich ab. Am zweiten Tag seines Aufenthaltes fragte er, warum das Arztschild von seiner Zimmertür entfernt worden sei, denn er war davon überzeugt, dass dies seine Praxis sei. Nachdem wir eine Weile vergeblich versucht hatten, ihm zu erklären, wo er war, nahm einer der Pfleger einen weißen DIN-A4-Bogen und schrieb mit schwarzem Filzstift «Dr. med. Wagner» darauf. Dann klebte er das Schild mit Tesafilm an der Tür fest. Doktor Wagner war zufrieden. Manchmal kann es ganz einfach sein.

Dachten wir …

In der Übergabe hieß es, Doktor Wagner wolle nicht mehr ständig mit seiner Frau telefonieren und sei sehr ruhig geworden.

«Vermutlich ein Zeichen der Besserung», stellte unser Oberarzt Doktor Krumm erleichtert fest. «Er fängt an, sich einzugewöhnen.»

Da hatte Doktor Krumm vollkommen recht. Doktor Wagner hatte sich eingelebt. Er praktizierte sogar wieder …

Kurz nach der Übergabe bestürmten drei Patienten den Oberarzt.

«Doktor Krumm, ich muss mit Ihnen sprechen!», forderte der erste. «Der Doktor Wagner hat gesagt, ich soll diese Tabletten nicht länger nehmen!»

«Genau, die haben schädliche Nebenwirkungen», pflichtete ihm der zweite bei.

«Und außerdem nützen die sowieso nichts», beharrte Nummer drei.

Doktor Krumm wich irritiert zurück.

«Wie kommen Sie dazu, mit Doktor Wagner über Ihre Tabletten zu sprechen?», fragte er.

«Na, weil Doktor Wagner Arzt ist», sagte der erste Patient. «Steht ja an seiner Zimmertür! Ich meine, der mag ja ein bisschen vergesslich sein, aber Arzt bleibt Arzt. Und wenn der sagt, ich soll das nicht nehmen, dann wird der sich doch was dabei gedacht haben, oder?»

Kleine Schweißperlen bildeten sich auf Doktor Krumms Stirn. Ich glaube, in dem Augenblick hätte er den Pfleger, der das Schild gemalt hatte, am liebsten gelyncht.

«Doktor Wagner ist bereits im Ruhestand», erklärte er mit Nachdruck. «Außerdem ist er Internist, kein Psychiater.»

«Und wieso steht er dann noch im Telefonbuch mit seiner Praxis?»

Manche Argumente von Patienten lassen sich nur schwer entkräften. Es kostete uns sehr, sehr viele Gespräche, das Vertrauen in die von uns verordneten Medikamente wiederherzustellen.

Als Doktor Wagner ein paar Tage später endlich auf die Station für Gerontopsychiatrie verlegt werden konnte, gaben wir den Kollegen dort den Tipp, bloß kein Doktorschild an seiner Tür anzubringen. Die Gerontopsychiater nahmen es sportlich und meinten, ihre Klientel würde ohnehin sofort vergessen, was Doktor Wagner ihnen empfahl.

Doktor Wagner war nicht der einzige Arzt, der als Patient auf unsere Station kam. Tatsächlich trifft man alle Berufsgruppen und alle sozialen Schichten auf psychiatrischen Aufnahmestationen. Besonders tragisch war der Fall einer jungen Frau, die im Alter von achtundzwanzig Jahren erstmals an einer Schizophrenie erkrankte. Sie hatte gerade ihr Medizinstudium abgeschlossen und mit der Facharztweiterbildung zur Chirurgin begonnen, als die Krankheit ausbrach. Sie bemerkte zwar, dass etwas mit ihr nicht stimmte, aber anstatt sich einem Kollegen anzuvertrauen, versuchte sie es mit Selbstmedikation. Leider fehlte ihr aufgrund der Erkrankung die Einsichtsfähigkeit, welche Medikation geeignet wäre, und so wurde sie ein paar Wochen später nackt auf der Straße vor der Klinik aufgegriffen. Die Polizisten, die sie in die psychiatrische Aufnahme brachten, berichteten, sie hätte entweder getanzt oder versucht, den Verkehr zu regeln, so genau sei das nicht zu unterscheiden gewesen.

Wenn jemand nackt den Verkehr regelt, hat er so gut wie immer eine Schizophrenie. In meiner Laufbahn habe ich zahlreiche Menschen mit einer Schizophrenie aufgenommen, die dadurch aufgefallen sind, dass sie nackt den Verkehr regelten. Das ist eines der großen Mysterien der Psychiatrie. Warum regeln Schizophrene so gern den Straßenverkehr? Und warum ausgerechnet nackt? Es passiert übrigens nur im Sommer. Ich habe noch keinen Patienten getroffen, der im strengsten Winter nackt den Verkehr geregelt hätte. Nicht mal angezogen. Ich habe einige

Patienten nach ihrer Genesung nach dem Grund gefragt. Leider konnte mir keiner eine zufriedenstellende Erklärung geben, die mir geholfen hätte, die heimliche Logik dahinter zu verstehen.

Auch die junge Ärztin konnte nichts dazu sagen. Sie war zu diesem Zeitpunkt schwer krank und lebte in einer anderen Welt. Sie glaubte, dass man sie verfolgte und durch Implantate im Kopf und Abhörgeräte überwachte und ihr Befehle erteilte.

Umso erstaunlicher war es, dass sie bis vor ein paar Tagen noch als Stationsärztin in der Chirurgie gearbeitet hatte. Wir wunderten uns, dass die chirurgischen Kollegen nichts bemerkt hatten. Gut, es waren Chirurgen, die operieren ja lieber, statt zu reden, aber trotzdem … Psychiater und Chirurgen verbindet eine seltsame Hassliebe – für die Chirurgen sind Psychiater keine echten Ärzte, weil sie nicht operieren, sondern lieber reden, und für Psychiater sind Chirurgen Handwerker, die erst operieren und dann fragen.

Auf Nachfrage erfuhren wir, dass die Patientin schon länger als «merkwürdig» eingestuft worden war und man ihr nahegelegt hatte, sich untersuchen zu lassen. Aus dem OP hatte man sie ferngehalten, aber mehr sei nicht passiert, weil niemand einer Kollegin mit dienstrechtlichen Schritten drohen wollte. Auf die Idee, den Betriebsarzt hinzuzuziehen, waren die Kollegen leider nicht gekommen.

Nachdem die Patientin in Behandlung war, verbesserte sich ihr Zustand schnell. Vier Monate später nahm sie ihre Arbeit wieder auf, aber dann setzte sie die Medikamente ab und erlitt einen schweren Rückfall, von dem sie sich nie mehr ganz erholte und der dazu führte, dass sie nicht mehr als Ärztin arbeiten konnte.

Ein paar Jahre später traf ich sie durch Zufall wieder. Sie war inzwischen fünfunddreißig, hatte mehrere Rückfälle hinter sich, weil sie jedes Mal ihre Medikamente abgesetzt hatte, sobald es ihr besserging. Als ich sie wiedersah, war ich erschüttert. Sie war auf den intellektuellen Stand eines Menschen mit geistiger Behinderung abgerutscht, arbeitete in einer Werkstatt für Behinderte und lebte in einer betreuten Wohngemeinschaft. Auch vom Erscheinungsbild her hatte sie sich massiv verändert. Die ehemals schlanke, attraktive Frau hatte nicht nur deutlich an Gewicht zugelegt, sondern auch noch jedes Interesse an ihrem Äußeren verloren. Das Haar hing strähnig ohne wirkliche Frisur von ihrem Kopf, die Kleidung war vernachlässigt und schmuddelig. Ich habe mich oft gefragt, ob ihr dieses Los wohl erspart geblieben wäre, wenn sie sich auf eine dauerhafte Medikation eingelassen hätte.

Der Thriller im Kopf – die Schizophrenie

Viele Menschen glauben, es handle sich bei der Schizophrenie um eine Spaltung der Persönlichkeit – aber das ist nicht zutreffend. Gespalten ist einzig der Bezug zur Realität. Wie kann das passieren?

Nun, im Prinzip kann es jeden treffen, denn es ist eine Krankheit wie jede andere auch. Unser Gehirn funktioniert mit Botenstoffen. Wenn wir eine Sinneswahrnehmung haben, also etwas hören, sehen, riechen oder fühlen, löst dies im Gehirn eine chemische Reaktion aus. Wir hören etwas mit den Ohren, die Hörnerven leiten es weiter ans Gehirn, und dort wird das Hörzentrum durch die Botenstoffe erregt. Unser Gehirn wandelt die ankommenden Impulse dann in Laute oder Worte um. Kurzum: Wir hören.

Einer der wichtigsten Botenstoffe ist das Dopamin. Bei Menschen mit einer Schizophrenie produziert der Körper aus einem bislang noch unbekannten Grund plötzlich zu viel davon. Durch die hohe Konzentration an Dopamin werden verschiedene Zentren im Gehirn falsch erregt. Am häufigsten betrifft es das Hörzentrum. Da unser Gehirn dazu neigt, jeder Wahrnehmung einen Sinn beizumessen, versucht das Gehirn des Schizophrenen, die völlig willkürlichen Impulse, die auf das Hörzentrum einprasseln, zu ordnen. Das Gehirn «erfindet» eine Geschichte dazu, und die Folge für den Betroffenen ist die, dass er «Stimmen» hört. Diese Stimmen hört er wirklich. Der Schizophrene bildet sie sich nicht ein. Das muss man sich immer wieder klarmachen.

Sein Hörzentrum bekommt Fehlinformationen, und sein Gehirn macht daraus echte Stimmen, die sich in nichts von normalen Stimmen unterscheiden. Wenn ihm jemand sagt, er würde sich das nur einbilden, führt das bloß dazu, dass der Kranke sein Gegenüber selbst für verrückt hält oder glaubt, der wolle sich über ihn lustig machen. Er hört das doch! Oder ist das vielleicht eine Verschwörung? Hat die NSA nun Wanzen bei ihm installiert und will man ihn damit in den Wahnsinn treiben? Warum behauptet der Typ, dass da nichts ist? Oder ist das vielleicht die Stimme Gottes? Soll er in den heiligen Krieg ziehen?

Na, merken Sie, wie schnell auch ein völlig gesunder Mensch nur aufgrund von Fehlschaltungen im Gehirn eine in sich logische Verschwörungstheorie oder einen religiösen Wahn entwickeln kann?

Im Grunde lebt der Schizophrene in seinem eigenen Psychothriller – er ist der Einzige, der weiß, was wirklich wahr ist, aber kein anderer glaubt ihm.

Stellen Sie sich einmal vor, einer der guten alten Politthriller sei real geworden. Sie sind der Einzige auf der Welt, der weiß, dass Ihre Nachbarn in Wahrheit Geheimagenten sind (oder wahlweise Außerirdische – je nach persönlichen Vorlieben). Sie wissen, dass Sie von diesen Menschen beeinflusst werden. Sie spüren Stromschläge im Körper (Leibhalluzinationen, ebenfalls ein sehr häufiges Symptom), hören die Stimmen Ihrer Nachbarn, die aus den Wänden, aus der Heizung oder dem Toilettenspülkasten kommen. Unter Umständen empfangen Sie auch Signale aus dem Radio. Sie hören, wie man im Fernsehen über Sie spricht, wie man in der Tagesschau ankündigt, man werde Sie fertigmachen.

Oft gehen die Betroffenen sogar zur Polizei und erstatten Anzeige gegen ihre Nachbarn. Auch ein Mensch mit Schizophrenie glaubt an das Rechtssystem und wählt den normalen Weg. Dann erzählt er seine Geschichte, aber anstatt die Spione (oder Außerirdischen) dingfest zu machen, glaubt die Polizei ihm nicht und empfiehlt ihm stattdessen, zum Arzt zu gehen, um sich untersuchen zu lassen.

Wären wir in einem Hollywood-Spielfilm, wüssten Sie genau, was nun passiert, nicht wahr? Der Held muss ganz allein gegen die Bedrohung angehen und die Welt retten, denn auch die Polizei ist infiltriert. Und die Kinozuschauer fragen sich, warum ihm denn keiner glaubt, warum die Polizei so blöd ist und die Bedrohung nicht erkennt.

In der Realität gerät der Mensch mit einer Schizophrenie immer mehr in Not. Er ist doch nicht verrückt! Das passiert doch alles wirklich! Er hört und fühlt es doch. Was hat er an sich, dass sich sogar die Polizei gegen ihn verschworen hat? Er grübelt und sucht nach immer neuen Erklärungen, die das Unerklärliche für ihn begreifbar machen, denn die einfachste Erklärung – dass er erkrankt ist – kennt er nicht.

Je mehr man als Außenstehender versucht, dem Schizophrenen seinen Wahn auszureden, umso schlimmer wird es. Plötzlich ist man selbst ein Verfolger, weil man die «Wahrheit» abstreitet. Die einzige Chance, den Betroffenen in unsere Realität zurückzuholen, besteht darin, das Botenstoffgleichgewicht im Gehirn zu normalisieren. Das geschieht durch Medikamente. Durch die Tabletten verschwinden die Wahnvorstellungen, und die Menschen erkennen, dass ihre Erlebnisse nicht real waren. Das dauert allerdings mehrere Wochen, manchmal sogar Monate. Und leider haben die meisten Patienten auch Angst – sie glauben, man wolle sie vergiften.

Eine Psychotherapie ist bei einer akuten Schizophrenie wirkungslos, da sie das Problem der erhöhten Botenstoffkonzentration nicht lösen kann. Wer glaubt, einen Menschen mit Schizophrenie ohne Medikamente behandeln zu können, zeigt damit, dass er von der Erkrankung keine Ahnung hat.

Stellen Sie sich einmal vor, Sie wären ein Typ-1-Diabetiker, der sich regelmäßig Insulin spritzen muss. Und dann käme jemand und würde Ihnen sagen: «Du brauchst kein Insulin. Dieses ewige Spritzen ist doch schädlich. Wir machen jetzt lieber eine Psychotherapie, und dann kannst du wieder alles essen. Du musst nur deinen zentralen Konflikt bearbeiten und begreifen, dass Schokolade dir nicht schadet.»

Würde das jemand sagen? Nein? Sehen Sie, das ist der Unterschied zwischen der inneren Medizin und der Psychiatrie. In der Psychiatrie fühlt sich jeder Laie berufen, gute Ratschläge zu geben, auch wenn die dem Patienten schaden.

Aber wie kann ich einen Menschen mit einer Schizophrenie dazu bewegen, Tabletten zu nehmen, wenn er sich selbst doch für gesund hält?

Zunächst muss ich seine Realität ernst nehmen und meine eigene Wahrnehmung gleichberechtigt daneben stehen lassen. Wenn ich dem Patienten klarmache, dass ich ihm glaube – dass er Dinge hört und beeinflusst wird –, belüge ich ihn nicht. Ich weiß ja, dass er das wirklich so empfindet. Nun kann ich versuchen, mit ihm über die Ursachen ins Gespräch zu kommen. Ist es wirklich die NSA, die ihn verwanzt hat, oder könnte es vielleicht auch durch dieses Botenstoffungleichgewicht im Gehirn entstanden sein?

Wenn ich großes Glück habe, kann ich mit dem Patienten einen Deal abschließen: Er probiert die Medikamente eine Zeitlang aus. Wenn die Stimmen in seinem Kopf in dieser Zeit verschwinden, hatte ich recht, und er ist krank. Wenn nicht, wird er wirklich von Geheimagenten oder Außerirdischen beeinflusst, und ich helfe ihm, die Welt zu retten. Auf diese Weise kann der Kranke sein Gesicht wahren und sich leichter auf meine Realität einlassen, schließlich komme ich ihm ja entgegen und schließe seine eigene Wahrnehmung nicht gleich als «verrückt» aus. Leider klappt es nur in rund zwanzig Prozent der Fälle, aber es ist immer einen Versuch wert.

Wenn die Patienten sich nicht darauf einlassen, steht man vor einem Dilemma – soll man sie in dieser Wahnwelt weiterhin leiden lassen oder soll man sie gegen ihren Willen mit Medikamenten behandeln, damit sie wieder einsichtsfähig werden und selbst entscheiden können? Manche Patienten haben Verfügungen geschrieben, die besagen, dass sie beim Auftreten bestimmter Symptome auch gegen ihren Willen mit bestimmten Medikamenten behandelt werden wollen. Aber was ist, wenn es zum ersten Mal auftritt? Darüber sollte sich jeder Leser seine Gedanken machen und vielleicht eine eigene Patientenverfügung schreiben. Ich persönlich würde lieber vier Wochen lang gegen meinen Willen Medikamente bekommen und wieder gesund werden, als dass mein Gehirn immer weiter durch den Dopaminüberschuss vergiftet wird und ich irgendwann auf den intellektuellen Stand eines Menschen mit geistiger Behinderung abrutsche – denn das ist die große Gefahr bei einer über Jahre unbehandelten Schizophrenie. Wenn es erst so weit gekommen ist, helfen keine Medikamente mehr, denn dann ist es zu spät.

Von Manikern und Schizophrenen

Gerade Menschen mit einer Schizophrenie oder einer Manie werden von ihrer Umwelt als die «klassischen Verrückten» erlebt – und geraten dadurch manchmal in ziemlich kritische Situationen.

Einer dieser Patienten war ein fünfzigjähriger Klempner. In seinen normalen Zeiten war er ein unauffälliger Mitbürger, der seiner Arbeit nachging und niemandem aufgefallen wäre. In seinen manischen Phasen hielt er sich für den obersten Nato-General. Zur Illustration seiner Macht trug er eine Phantasie-Uniform aus Tarnkleidung, Bundeswehrbarett und Springerstiefeln. An seinem Gürtel hingen ein großes Fischereimesser, ein zusammenklappbares Besteck, bestehend aus Messer, Gabel und Löffel, sowie ein Blechnapf. Man hörte ihn schon von weitem, da alles an seinem Gürtel schepperte. In der Klinik musste er das Fischereimesser natürlich abgeben – gefährliche Gegenstände sind in psychiatrischen Kliniken nicht erlaubt. Das Essgeschirr durfte er behalten.

In seiner Manie beschimpfte er uns wie ein Kasernenfeldwebel und behauptete, er sei unser kommandierender Offizier. Andererseits war sein Zimmer immer erstklassig aufgeräumt, denn die Visite sah er als Betten- und Spindkontrolle an.

Er war auch bereit, Medikamente zu nehmen, allerdings feilschte er um die Tabletten und die Dosierungen, als wäre er auf einem orientalischen Basar. Unser Oberarzt Doktor Krumm ließ sich auf das Spiel ein – Hauptsache, der Patient nahm überhaupt

Medikamente. Und da unser Oberarzt besser feilschen konnte (er machte nämlich jedes Jahr abwechselnd in Tunesien oder Ägypten Urlaub und war auf den dortigen Basaren gefürchtet), stimmte die Dosierung am Ende der Verhandlungen.

Eines Tages erhielt Doktor Krumm in der Kaffeepause einen Anruf. Während er stumm zuhörte und nur ab und zu «Ja, klar, nein, ist er nicht, ja, bitte bringen Sie ihn her» sagte, bemerkte ich, wie sein Gesicht immer blasser wurde. Als er fertig war, stürzte er seinen inzwischen kalten Kaffee in einem Zug runter. Ich war alarmiert – normalerweise schüttete er kalten Kaffee sofort in den nächsten Blumentopf.

«Was ist los?», wollte ich wissen.

«Ich habe gerade verhindert, dass die Polizei unseren Nato-General erschießt.»

«Wie bitte?», fragte ich entsetzt. «Wieso sollte die Polizei ihn erschießen? Der tut doch keinem was!»

Der Oberarzt atmete tief durch, wischte sich einmal mit seinem Taschentuch über die Stirn und erzählte dann, was geschehen war.

Unser Patient hatte wieder einmal einen manischen Schub, war aber diesmal nicht rechtzeitig ins Krankenhaus gekommen. Stattdessen hatte er seine Phantasieuniform angezogen und war damit geradewegs in ein Einkaufszentrum marschiert. Dort suchte er ein Stehcafé in der ersten Etage auf und bestellte eine Tasse Kaffee. Wie üblich trug er sein Fischereimesser, das von den Ausmaßen her an eine Machete erinnerte, samt seinem Essgeschirr am Gürtel. Während er also friedlich seinen Kaffee an dem Stehtischchen trank, wurde einer der Wachmänner des Einkaufszentrums auf ihn aufmerksam. Er kam näher und sprach unseren General auf das lange Messer an.

Sofort wirbelte der Patient herum und drückte dem Fragenden seinen Zeigefinger gegen das Brustbein.

«Ich bin Ihr kommandierender Offizier!», schrie er. «Ich habe einen Fischereiausweis! Wer sind Sie? Nennen Sie Ihren Namen und Dienstgrad! Sofort!»

Der Wachmann wich mehrere Schritte zurück und stand schließlich mit dem Rücken am Geländer der Galerie. In diesem Augenblick bemerkte ein Polizeibeamter, der unten durch das Einkaufszentrum ging, die Situation über ihm.

Im Polizeibericht hieß es später: «Ich sah einen bewaffneten Mann in einer mir unbekannten Uniform, der allem Anschein nach einen Wachmann des Einkaufszentrums bedrohte. Als ich hinzukam, ließ der Mann von seinem Opfer ab und schrie mich an, er sei mein kommandierender Offizier und ich solle ihm meinen Dienstgrad nennen. Er weigerte sich, mir seine Personalien zu geben. Insgesamt machte er einen gefährlichen Eindruck, möglicherweise hatte er eine militärische Spezialausbildung genossen. Ich forderte Hilfe an. Beim Eintreffen der Kollegen kam der Verdächtige auf uns zu und forderte, dass wir eine der auf seinen Arm tätowierten Telefonnummern anrufen sollten. Da kam mir zum ersten Mal der Gedanke, es mit einem psychisch nicht Gesunden zu tun zu haben. Wir verlangten, dass er seine Springerstiefel ausziehen und sich auf den Boden legen solle. Er kam weiter auf uns zu und wiederholte, dass wir die Telefonnummern auf seinem Arm anrufen sollten. PM Müller zog daraufhin seine Dienstwaffe und forderte den Verdächtigen auf, sich auf den Boden zu legen. Der Verdächtige gehorchte. Bei der anschließenden Sicherung fanden wir in seiner Hosentasche einen Arztbrief über einen Aufenthalt in einer psychiatrischen Klinik. Wir kontaktierten den Oberarzt der Klinik telefonisch und kamen überein, den Verdächtigen in die Klinik zu überstellen.»

Für unseren Patienten hatte diese Angelegenheit kein juristisches Nachspiel, denn es war zu keiner Straftat gekommen.

Aber er selbst war von dem Vorfall so beeindruckt, dass er seither wesentlich penibler mit der Einnahme seiner Medikamente war.

Es gab noch einen anderen Patienten, der in ähnlicher Uniform auftauchte, wenn er sich in einer Krankheitsphase befand. Sein Auftreten wurde jedoch deutlich ernster genommen, denn er hatte seine Eltern als junger Mann in wahnhafter Verkennung mit dem Spaten erschlagen und dafür viele Jahre in der forensischen Psychiatrie verbracht. Inzwischen galt er als ungefährlich und war nach weit über zwanzig Jahren aus dem Maßregelvollzug entlassen worden.

Ich lernte ihn kennen, als er freiwillig in seiner Uniform zur Aufnahme kam und berichtete, dass er sich selbst beschnitten hätte und ich mir das mal ansehen sollte.

«Warum haben Sie sich denn selbst beschnitten?», fragte ich.

«Aus Solidarität mit dem auserwählten Volk.»

«Sie sind also zum Judentum konvertiert?»

«Nein, es ist nur eine Solidaritätsbekundung.»

«Aha. Und warum soll ich mir das ansehen?»

«Weil Sie Ärztin sind.»

«Ich bin Psychiaterin, keine Urologin.»

«Arzt ist Arzt.»

Ich hatte eine Praktikantin bei mir, die flüsterte, ob ich mir das wirklich antun wolle oder ob wir nicht lieber einen männlichen Kollegen holen sollten.

«Wozu?», raunte ich zurück. «Wenn wir vor nackten Tatsachen schamvoll zurückzucken würden, müssten wir uns einen anderen Job suchen.»

«Wenn Sie unbedingt wollen», sagte ich also zu dem Patienten. «Dann zeigen Sie mal her.»

Er legte sich aufs Bett und öffnete die Hose. Die Praktikantin neben mir wirkte verunsichert. Anscheinend fühlte sie sich mit den urologischen Anforderungen, die manchmal an Psychiater gestellt werden, überfordert.

«Wo wollen Sie sich denn beschnitten haben?», fragte ich. «Da ist doch noch alles dran.»

«Ja, ich glaube, es ist nicht richtig gelungen», sagte er. «Meinen Sie, die Solidarität mit dem auserwählten Volk genügt dann auch im Geiste, Frau Doktor?»

«Ganz bestimmt. Sie können Ihre Hose wieder hochziehen.»

Er tat es.

«Ich dachte ja, der würde uns jetzt einen Steifen zeigen», flüsterte die Praktikantin.

«Dann wäre die Hose aber ein bisschen ausgebeulter gewesen», widersprach ich.

Man kann über Schizophrene denken, was man will, aber mir ist noch nie einer untergekommen, der mir unter Vorspiegelung falscher Tatsachen eine Erektion gezeigt hätte. Schizophrene sind da ganz ehrlich. Die kündigen das vorher an.

Ein paar Tage später hatte ich eine weitere Begegnung mit ihm. Diesmal war er mit einem anderen Patienten in Streit geraten und hatte ein blaues Auge davongetragen.

«Der hat versucht, mich zu ermorden!», schrie mein Patient. «Den zeige ich wegen Mordversuch an!»

«Es steht Ihnen natürlich frei, ihn anzuzeigen», erwiderte ich. «Aber ein Faustschlag ins Gesicht ist doch kein Mordversuch.»

«Das ist ein Mordversuch!», beharrte er. «Ich weiß genau, wovon ich rede!»

Ich gab es auf, mit ihm darüber zu diskutieren, sondern fragte ihn, ob er die Polizei informieren wolle.

«Ja, auf jeden Fall!», rief er. Kurz darauf erschienen zwei Beamte, die den Vorgang aufnahmen.

Wiederum eine Woche später erhielt ich einen Brief von der Staatsanwaltschaft mit der Fragestellung, ob diese Anzeige ernst zu nehmen sei. Beigefügt war ein handschriftlicher Brief von meinem Patienten.

«Hiermit erstatte ich Anzeige wegen Mordversuchs», stand darin. Dann folgte der Name des Mannes, der ihm das Veilchen verpasst hatte. «Er hat versucht, mich zu ermorden, denn er hat mir mit der Faust aufs Auge geschlagen. Das war ein Mordversuch. Ich weiß genau, wovon ich rede, weil ich meine Eltern vor sechsundzwanzig Jahren beide mit der Schaufel erschlagen habe.»

Man sieht, chronisch Kranke folgen einer ganz eigenen Logik. Wer versteht mehr von einem Mordversuch als ein Mörder?

Viele Schizophrene leben allerdings ganz unbemerkt von der Gesellschaft in ihrer Wahnwelt, weil sie kaum Kontakte haben und niemandem etwas tun. So wie in dem Fall einer jungen Frau, die an einer Schizophrenie litt und trotz ihrer Erkrankung seit Jahren ihren dementen Vater pflegte. Das ging eine lange Zeit gut, aber irgendwann fiel den Nachbarn auf, dass die junge Frau nicht mehr in der Lage war, die Einkäufe selbst zu erledigen, da sie ständig bei ihnen klingelte und um Essen bat.

So kamen Vater und Tochter gemeinsam in die Klinik. Im Fall des Vaters hätte eine Kurzzeitpflege ausgereicht, aber die Tochter wollte ihn nicht allein lassen. Dafür hatte sie einen guten Grund. Als wir sie nach den Personalien des Vaters fragten, erklärte sie uns stolz, dass er der König von Preußen sei. Sie müsse ihn pflegen und für ihn da sein, denn das Regieren eines so großen Reiches sei sehr anstrengend. Und wir wollten doch nicht, dass die Regierung zusammenbräche, wenn ihr Vater nicht die nötige Ruhe hätte, oder?

Nein, das wollten wir natürlich nicht. Wir wollten bloß wissen, in welcher Krankenkasse ihr Vater versichert war.

«Krankenkasse?», fragte sie erstaunt. «Muss er denn in einer Krankenkasse sein? Er ist doch König!»

Die Aufnahmeschwester sah mich hilflos an.

«Natürlich», erwiderte ich. «Bismarck hat dafür gesorgt, dass alle Preußen in der Krankenkasse sind. Auch Könige. Überlegen Sie doch noch mal. In welcher Krankenkasse könnte er denn sein?»

Sie dachte kurz nach. «Dann ist er bestimmt in der königlich-preußischen Krankenkasse.»

Die Aufnahmeschwester unterdrückte ein Kichern, ich bemühte mich, ernst zu bleiben.

«Und in welcher Krankenkasse sind Sie? Sie sind ja keine Königin.»

«Nein, aber ich bin Prinzessin.»

«Stimmt, wenn Ihr Vater König ist», gab ich zu. «Sind Sie denn auch in der königlich-preußischen Krankenkasse?»

«Nein, ich bin bei der AOK.»

«Könnte es sein, dass Ihr Vater auch bei der AOK ist?»

«Ein König ist doch nicht in der AOK, ich bitte Sie!», widersprach sie heftig.

Ein Anruf bei der AOK räumte die letzten Zweifel aus – er war gar kein König …

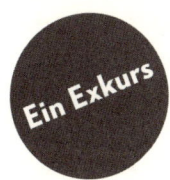

Ein Exkurs – Die forensische Aufnahme
Folge 2

Ein Patient wurde wegen Mordes an mehreren jungen Frauen eingeliefert, die er als Anhalterinnen mitgenommen, vergewaltigt, ermordet und zerstückelt hatte. Der Gutachter stellte eine schwere narzisstisch-sadistische Persönlichkeitsstörung fest, weshalb die Unterbringung in der forensischen Psychiatrie veranlasst wurde.

Das Erstgespräch findet in einer gesicherten Zelle auf der forensischen Aufnahmestation statt, meistens in Begleitung von zwei, manchmal sogar drei Pflegern, die je nach Gefährlichkeit des Patienten entweder an der Tür des Raumes oder direkt neben ihm stehen.

Ich kam in Begleitung von drei Pflegern zur Aufnahmeuntersuchung zu diesem Patienten. Er stand neben der am Boden festgeschraubten Pritsche – dem einzigen Möbelstück in dieser Zelle.

«Guten Morgen», begrüßte ich ihn. «Ich bin die Stationsärztin und möchte kurz mit Ihnen sprechen.»

«Guten Morgen.» Der Patient versuchte, gewinnend zu lächeln. Versuch scheiterte, niemandem von uns war danach zumute zurückzulächeln.

«Sie wurden wegen Mordes an mehreren jungen Frauen verurteilt und sind deshalb zu uns gebracht worden, da man davon ausging, Sie wären vermindert schuldfähig.»

«Das ist nicht zutreffend. Ich bin unschuldig.»

«Wie erklären Sie sich dann, dass Sie verurteilt wurden?»

«Frau Doktor, darüber möchte ich nicht vor diesen Männern mit Ihnen sprechen.» Er blickte zu den Pflegern. «Könnten Sie die nicht wegschicken, damit wir uns unter vier Augen unterhalten können?» Dabei zwinkerte er mir verschwörerisch zu.

Eine Mischung aus Gänsehaut und Ärger machte sich breit. Der Ärger überwog.

«Nein, das ist nicht möglich», antwortete ich ruhig. Niemals Gefühle anmerken lassen.

«Warum denn nicht? Sie haben doch keine Angst vor mir, oder?»

Sein Lächeln wurde überheblich. Meine Gänsehaut verschwand schlagartig, der Ärger verstärkte sich, wurde aber routinemäßig unterdrückt.

«Sie müssen nicht darüber sprechen, wenn Sie es nicht möchten», erwiderte ich. «Dafür ist später noch Zeit. Leiden Sie unter irgendwelchen Erkrankungen oder benötigen Sie irgendwelche Medikamente?»

«Nein, ich bin kerngesund. Wollen Sie mich jetzt untersuchen?» Das Lächeln des Patienten wechselte von überheblich zu schleimig. «Ich ziehe mich gern für Sie aus.»

Ich hätte kotzen können, dachte an die Urteilsbegründung und das, was er mit seinen Opfern gemacht hatte, beherrschte mich aber.

«Okay, dann mal los», sagte ich.

Der Patient zog Hemd und Hose aus. «Die Socken auch?» Immer noch dieses Grinsen.

«Ja, Socken und Unterhose!»

«Was?» Das schleimige Grinsen verschwand und wich der Unsicherheit. «Wozu denn die Unterhose ausziehen?»

«Weil ich Sie komplett untersuchen muss.» Blick zu den Pflegern. «Kann mir mal jemand ein paar Gummihandschuhe bringen? Ich habe meine vergessen!»

Der Patient schluckte. «Was wollen Sie denn genau ... untersuchen?»

Einer der Pfleger reichte mir Gummihandschuhe. Ich streifte sie demonstrativ über.

«Wollen Sie die Unterhose nicht bald ausziehen? Ich habe auch nicht ewig Zeit.»

«Warum soll ich denn ... ich dachte, Sie wollen mich bloß abhorchen und so ...»

«Okay, ich merke schon, Sie sind schüchtern. Soll ich einen männlichen Kollegen vorbeischicken?», fragte ich verständnisvoll.

Schlucken, dann leises Nicken. «Das wäre mir lieber», hauchte er.

Ich zog die Gummihandschuhe wieder aus.

«Ist gut, dann schicke ich Ihnen meinen Kollegen vorbei.»

«Danke», sagte er leise.

«Kein Problem, ich habe für so etwas Verständnis.»

Jetzt lächelte ich ihm freundlich zu, aber ihm war das Lächeln aus irgendeinem Grund vergangen.

Von Krankenhauswanderern

Manchmal erlebt man auf der allgemeinpsychiatrischen Aufnahme, dass nicht die Patienten die Verrückten sind, sondern das Umfeld. Vor allem in Nachtdiensten passieren die seltsamsten Dinge.

Es war an einem Freitag kurz vor Mitternacht, als eine sehr aufgeregte Mitarbeiterin der Bahnhofsmission den diensthabenden Psychiater zu sprechen verlangte.

«Hier ist ein junger Mann», rief sie keuchend in den Telefonhörer. «Der ist heute mit der Bahn gekommen und hat kein Geld.»

«Ja, und wo liegt das Problem?», fragte ich etwas irritiert. Schließlich kommen jeden Tag Menschen mit der Bahn am Hauptbahnhof an und haben kaum Geld in der Tasche.

«Er weiß nicht, wo er heute Nacht unterkommen kann, und wir schließen gleich.»

«Und warum rufen Sie dann in der Psychiatrie an?»

«Na, ich sagte doch, dass er nicht weiß, wo er heute Nacht schlafen soll. Und da dachte ich, Sie könnten ihn aufnehmen.»

«Hat er denn eine psychiatrische Erkrankung?»

«Nein, aber er hat keine Unterkunft.»

«Wir sind eine Klinik, kein Hotel.»

«Können Sie nicht sagen, er sei depressiv, weil er keine Bleibe heute Nacht hat? Er ist ganz traurig darüber.»

«Sagen Sie mal, würden Sie mit dieser Fragestellung auch auf der chirurgischen Notaufnahme anrufen?»

«Nein, natürlich nicht. Deshalb rufe ich ja in der Psychiatrie an. Sie helfen doch Menschen, die traurig sind. Und er ist wirklich verzweifelt, weil er nicht weiß, wo er heute schlafen soll.»

«Was ist mit Obdachlosenasylen?»

«Die haben auch schon dicht, da muss man sich bis spätestens 20 Uhr für die Nacht gemeldet haben. Habe ich alle schon durchtelefoniert. Bitte, Sie sind meine letzte Hoffnung!»

Ach herrje, dachte ich. Jetzt kommt die mir mit der Masche! Wenn ich etwas hasse, dann dieser Psychodruck von wegen «Sie sind meine letzte Hoffnung», wenn man mich zu Dingen nötigen will, die jenseits des Machbaren oder gar der Legalität liegen.

«Warum ist er denn überhaupt nach Hamburg gekommen?», fragte ich bereits etwas genervt.

«Er wollte mal die Reeperbahn sehen.»

«Dann sagen Sie ihm doch, dass er sich heute Nacht die Reeperbahn angucken soll, und morgen kann er dann zusehen, wo er unterkommt.»

Ich hörte, wie im Hintergrund leise geredet wurde.

«Ich habe ihn gefragt», sagte die Missionshelferin. «Er sagt, er hat kein Geld für die Fahrkarte nach St. Pauli.»

«Dann hätte er ja auch kein Geld, mit der Bahn in die Klinik zu kommen.»

«Ich dachte, man könnte ihm einen Taxischein für Patienten geben», lautete die Antwort.

«Nein, könnte man nicht. Wir sind für psychisch Kranke da, nicht für junge Männer, die uns als Hotel missbrauchen wollen, um dann den Kiez zu besuchen.»

Ich war kurz davor, ihr vorzuschlagen, ihn heute Nacht mit nach Hause zu nehmen, wenn er ihr so am Herzen läge. Aber das ließ ich lieber. Nachher hätte sie es noch getan, und dann wäre ich schuld gewesen, wenn er ihr die Wohnung ausgeräumt hätte.

Ein Seufzen am anderen Ende der Leitung. «Na ja, einen Ver-

such war es wert. Dann noch eine ruhige Nacht für Sie. Tschüs.»
Ein Klicken, der Hörer war aufgelegt.

Das ist wirklich passiert – und nicht nur einmal. Auch andere Kollegen können von solchen skurrilen Erlebnissen berichten. Es gibt Menschen, die haben sich darauf spezialisiert. Ende der neunziger Jahre machte ich erstmals Bekanntschaft mit dem Phänomen der «Krankenhauswanderer». Das sind Menschen, die die Psychiatrie als Hotel missbrauchen, während sie durch Deutschland reisen. Echte Krankenhauswanderer sind deutlich cleverer als der junge Mann, der die nette Dame von der Bahnhofsmission für seine Zwecke einspannen wollte. Krankenhauswanderer wissen ganz genau, wie man aufgenommen und am nächsten Tag wieder entlassen wird.

Es gibt zwei Strategien. Zuerst die harmlose Variante. Der Krankenhauswanderer kommt nach 23 Uhr in die Klinik und erzählt von Ängsten oder Selbstmordgedanken. Warum nach 23 Uhr? Ganz einfach, der diensthabende Arzt ist dann schon so lange auf den Beinen, dass er nicht mehr die Kraft hat, sich auf eine lange Diskussion einzulassen und jemanden wegzuschicken. Suizidalität, also Selbstmordgefährdung, ist in der Psychiatrie ohnehin das Zauberwort, das alle Türen öffnet.

Wer in einer unbekannten Stadt eine Bleibe sucht, muss nur in die nächstgelegene Psychiatrie kommen und dieses eine Wort vor sich hertragen. Damit wird man immer aufgenommen. Allerdings könnte man unter Umständen Schwierigkeiten haben, am nächsten Tag wieder entlassen zu werden – vor allem in Niedersachsen und Bayern kennen die Kliniken keine Gnade. Da kann der Aufenthalt dann schon mal vier Wochen dauern. Aber in Hamburg ist das kein Problem, da liegt die Schwierigkeit eher darin, hereingelassen zu werden, denn die Hamburger Psychiater hinterfragen das Zauberwort mittlerweile mit einer Härte, die einem mittelalterlichen Inquisitor angemessen wäre. Wenn man einem Hamburger Psychiater erzählt, dass man sich umbringen will, fragt der sofort: «Wie denn?»

Wenn man dann behauptet, man wolle sich erschießen, hat man schon verloren, wenn man keine Schusswaffe dabeihat.

Scheitert man als Krankenhauswanderer in Hamburg also am diensthabenden Arzt, weil der einfach kein Mitleid hat, hilft nur die härtere Gangart. Man instrumentalisiert unseren Freund und Helfer. Ein cleverer Krankenhauswanderer sucht die nächste Polizeiwache auf und bricht dort in Tränen aus. Männer sind dabei im Vorteil, denn weinende Männer verunsichern Polizeibeamte deutlich mehr als weinende Frauen. Frauen kriegen ein Taschentuch und ein paar gute Worte, aber weinende Männer führen selbst harten Polizeibeamten die Schwäche ihres Geschlechts vor Augen. Pech ist nur, wenn man an eine Beamtin gerät, die zu Hause selbst so ein Weichei sitzen hat – die gibt auch dem Mann nur ein Taschentuch und ein paar gute Worte. Vielleicht auch eine Tasse Kaffee. Aber das war's dann.

Deshalb ist nun das Geschichtenerzähltalent gefragt, also die tragische Geschichte, die die Tränen erklärt. Ein guter Krankenhauswanderer stellt die Verzweiflung so überzeugend dar, dass die Polizeibeamten selbst auf die Idee kommen, den Betroffenen in die nächstgelegene psychiatrische Klinik zu fahren. Wichtig – der Krankenhauswanderer muss sich erst ein bisschen zieren. Aber nur ein ganz kleines bisschen. Dann freuen sich die Beamten, wenn sie ihn davon überzeugen können, doch in die Klinik zu gehen. Und wenn die Polizei jemanden in der Aufnahme vorbeibringt und dabei vor Mitleid zerfließt – welcher Arzt schickt den armen Menschen dann noch fort? Die Krönung war ein Krankenhauswanderer, der es sogar noch schaffte, zehn Mark von der mitleidigen Polizistin zugesteckt zu bekommen, weil er doch so ein armer Kerl war.

Am nächsten Morgen wartet ein erfahrener Krankenhauswanderer das Frühstück ab – denn wer will schon mit leerem Magen weiterwandern? Danach bittet man um seine Entlassung. Dabei ist es wichtig, sich überzeugend von seinen Suizidgedanken zu distanzieren. Hat man am Abend zuvor zu sehr übertrieben, könnte sonst die zwangsweise Unterbringung wegen akuter Eigengefährdung auf der geschlossenen Station verfügt werden. Aber ein geübter Krankenhauswanderer weiß dieses Problem geschickt zu umgehen und glaubhaft zu versichern, dass er sich nicht umbringen wird.

In den neunziger Jahren, als die Vernetzung von PCs noch Zukunftsmusik war und so manche Sekretärin wie eine Löwin um ihre elektrische Schreibmaschine kämpfte, weil sie nichts mit diesem neumodischen Teufelszeug zu tun haben wollte, erfuhren wir immer erst ein paar Tage später, dass wir einem Krankenhauswanderer aufgesessen waren, nämlich immer dann, wenn die Krankenkasse sich weigerte, für den Aufenthalt zu bezahlen – mit dem Hinweis, das sei ein bekannter Krankenhauswanderer. Vermutlich haben die Krankenkassen diesen Begriff überhaupt erst geprägt. In dem Fall blieb die Klinik auf den Kosten sitzen oder konnte versuchen, sie bei dem Krankenhauswanderer einzuklagen, was so gut wie aussichtslos war.

Manche Krankenhauswanderer waren so bekannt, dass es Warnungen mit Fotos auf den Aufnahmestationen gab. Kritisch wurde es dann, wenn man nachts um 2 Uhr einen bekannten Krankenhauswanderer vor sich hatte, der glaubhaft vermittelte, dass er sich umbringen wolle. Wenn man ihn wegschickte und er sich tatsächlich umbrachte, bekam man Ärger. Wenn man ihn aufnahm und er am nächsten Tag nach dem Frühstück ging, bekam man auch Ärger. Also schloss man einen Deal – wenn er wenigstens bis zum Mittagessen blieb, war er wohl wirklich krank.

Die Außerirdischen sind gelandet

Besonders lustige Begebenheiten ereigneten sich in den morgendlich stattfindenden Visiten, wenn wir die neuen Patienten kennenlernten, die am späten Abend oder in der Nacht aufgenommen worden waren.

Eines Morgens kamen wir in ein Patientenzimmer, in dem ein schmächtiger kleiner Mann zusammengerollt unter seiner Bettdecke kauerte.

«Guten Morgen!», begrüßten wir ihn. «Was führt Sie zu uns?»

«Die Außerirdischen», flüsterte er und blickte verschüchtert unter seiner Decke hervor. Nur seine Augen waren zu sehen. «Ich fürchte mich so vor den Außerirdischen.»

Wir nickten verständnisvoll und versprachen ihm, dass die Außerirdischen ihm bei uns nichts antun würden. Dann gingen wir ins nächste Zimmer. Hier erwartete uns ein großer, bulliger Mann, angespannt und leicht aggressiv.

«Guten Morgen», begrüßten wir auch ihn. «Was führt Sie zu uns?»

«Diese verdammten Außerirdischen!», schrie er. «Dieses Pack ist hier gelandet! Und infiltriert uns!»

«Die Außerirdischen?», wiederholte Doktor Krumm. Man sah richtig, wie er aufhorchte. «Wo sind die denn gelandet?»

«Irgendwo. Und das macht mich wütend! Ich hoffe, die kommen hier nicht rein.»

«Ähm, nein, hier kommen keine Außerirdischen rein. Deshalb ist die Tür ja auch abgeschlossen», erwiderte Doktor Krumm.

«Dann ist ja gut», sagte der Patient und entspannte sich sichtlich. «Aber sagen Sie den Pflegern, dass sie die Außerirdischen nicht reinlassen dürfen! Auf keinen Fall! Dann sind wir alle geliefert!»

«Versprochen!», sagte der Oberarzt und gab dem Mann die Hand darauf, der sie dankbar schüttelte.

Als wir wieder draußen waren, meinte Doktor Krumm: «Wenn im nächsten Zimmer noch einer von Außerirdischen redet, dann glaube ich wirklich, dass die gelandet sind.»

Wir lachten und warteten ab, was uns wohl hinter der dritten Tür erwarten würde.

Hier trafen wir einen alten Bekannten – einen Quartalstrinker, der alle paar Monate zur Entgiftung kam, wenn er wieder mal einen Rückfall erlitten hatte.

«Guten Morgen», begrüßte Doktor Krumm ihn. «Sie haben wieder getrunken?»

«Ja, leider.»

«Ich hoffe, es war nicht wegen der Außerirdischen, oder?»

Der Patient starrte unseren Oberarzt an. «Außerirdische? Herr Doktor, sind Sie sicher, dass Sie kein psychiatrisches Problem haben?»

In unser Gelächter stimmte er sofort mit ein.

Was für Schachfiguren?

Problematisch wird es, wenn Patienten auf der Station ein gefähr-dendes Verhalten an den Tag legen. Und manche Gefahren sind nicht immer sofort erkennbar, so wie im Fall eines jungen Schizophrenen, der immer sehr bescheiden auftrat. Er war freundlich und entschuldigte sich für alles tausendmal, auch wenn das gar nicht nötig war. Leider gewährte er niemandem Einblick in sein wahres Seelenleben.

Eines Morgens beschwerte sich der Zimmernachbar, dass mein Patient ihm die Akkubatterien seines Walkmans gestohlen und aufgegessen hätte. Es handelte sich um die handelstypischen 1,5-Volt-Batterien. Ich fragte mich, wie mein Patient die runtergekriegt haben sollte, zumal er sonst immer klagte, die Tabletten würden sich so schwer schlucken lassen. Da der Bestohlene nicht der Ordentlichste war und schon die ein oder andere seltsame Ausrede konstruiert hatte, wenn er wieder mal etwas vermisste, war ich skeptisch. Also fragte ich meinen Patienten, ob er die Batterien wirklich runtergeschluckt hatte. Ich hoffte immer noch, er würde nein sagen, aber leider bejahte er treuherzig und fing dann an, sich zu entschuldigen. Er brach sogar in Tränen aus. Warum er es getan hatte, verriet er mir nicht.

Das Problem lag darin, dass derart große Teile einen Darm-verschluss verursachen können. Also blieb mir nichts anderes übrig, als ihn den Chirurgen vorzustellen. Ausgerechnet den Chirurgen … Ich hatte jedoch Glück, denn der Chirurg am anderen Ende der Leitung war sehr nett und meinte, ich solle den Patienten gleich mal rüberschicken.

Ungefähr eine Stunde später klingelte das Telefon. Es war der Chirurg.

«Also, wir haben euren Patienten da mal geröntgt», sagte er. «Um zu sehen, wie weit die Batterien schon gewandert sind.»

«Und?», fragte ich. «Müssen die endoskopisch entfernt werden?»

«Dazu ist es zu spät. Die sind schon im Dünndarm. Ich schätze, die werden kurz nach den Schachfiguren auf natürlichem Weg rauskommen.»

«Was für Schachfiguren?», fragte ich verwirrt. Niemand hatte bislang das Fehlen von irgendwelchen Schachfiguren beklagt.

«Die neben dem Fünfmarkstück.»

«Fünfmarkstück?» Mein Erstaunen wuchs.

«Jo», erwiderte der Chirurg jovial. «Wenn ich das Röntgenbild recht interpretiere, finden wir in seinem Darm zwei Batterien, mehrere Münzen, drei Schachfiguren, König, Turm, ein Bauer, etwas, das wie ein Schnürsenkel aussieht, und ein paar Büroklammern.»

«Oh. Ist das gefährlich?»

«Allenfalls der König. Ich frag mich, wie das Riesenteil durch den Pylorus gekommen ist. Aber ich schätze mal, der wird sich wohl nicht verhaken. Ich würde ihm Abführmittel geben. Sonst müssten wir ihn aufschneiden. Endoskopisch ist da nichts mehr zu machen.»

«Und was kann schlimmstenfalls passieren?»

«Also, wenn der König bis übermorgen nicht passiert hat, müssten wir mal überlegen. Ich schick euch das Röntgenbild mit. Damit ihr wisst, wo eure Sachen sind.» Er lachte.

Wir hatten übrigens Glück, ein paar Tage später kamen die verschluckten Gegenstände auf normalem Weg wieder raus.

«Wollen Sie Ihre Akkus wiederhaben?», fragte Doktor Krumm den Bestohlenen am nächsten Tag bei der Visite.

«Sagen Sie mal, spinnen Sie? Der da soll mir neue kaufen!»

«Na ja, aber wäre doch mal interessant, ob die noch funktionieren.» Unser Oberarzt grinste.

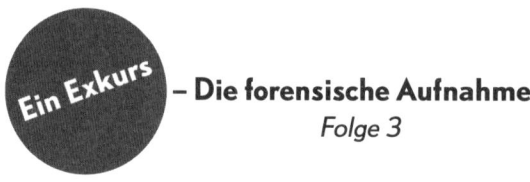 **– Die forensische Aufnahme**
Folge 3

Nicht alle Patienten, die in den Maßregelvollzug kommen, sind bösartig oder gewalttätig. Viele hatten einfach nur Pech, weil sie in ihrem Wahn etwas taten, das sich zu einer schweren Straftat entwickelte. Wie bei diesem Brandstifter, der ein Brautmodengeschäft angezündet hatte.

«Warum haben Sie das getan?», fragte ich ihn bei der Aufnahme. Vor mir und dem Pfleger stand ein kleiner, hagerer Mann mit Brille, vor dem niemand Angst hätte, wenn er ihm nachts auf der Straße begegnen würde. Auch wir hatten keine Bedenken, weshalb wir nur zu zweit bei ihm waren.

«Wissen Sie», antwortete er, «ich habe das Brautkleid da im Fenster gesehen. Ich bin jeden Abend daran vorbeigekommen. Und je öfter ich es sah, umso hässlicher fand ich es. Ich habe gedacht, die Ehe muss doch unglücklich werden. Und da habe ich es angezündet. Wir haben doch schon genug Scheidungen.»

Er lächelte uns freundlich an, man merkte sofort, dass er es genauso meinte, wie er es sagte. Naiv und kindlich. Eigentlich war er ganz nett, er würde uns bestimmt keinen Ärger auf der Station machen, aber für die Allgemeinheit war er gefährlich, weil er seine Ideen sofort in die Tat umsetzte, ohne die Konsequenzen zu bedenken.

«Das war keine gute Idee», erwiderte ich im Tonfall einer tadelnden Mutter.

«Nein», bestätigte er kleinlaut und senkte den Blick. «Ich hätte es lieber klauen sollen.»

«Und was hätten Sie dann mit dem hässlichen Brautkleid gemacht?», fragte ich.

«Vielleicht hätte ich es meiner Schwester schenken sollen.»

«Ihrer Schwester? Aber Sie sagten doch gerade, es sei so häss-
lich, dass die Ehe dann schiefgehen müsste.»

«Macht nichts.» Jetzt lächelte er wieder wie ein kleiner Junge.
«Meine Schwester ist doch schon lange verheiratet.»

«Aber was hätte sie dann mit einem Brautkleid anfangen sollen?»

«Keine Ahnung. Mich interessiert nicht, was meine Schwester
mit ihren Sachen macht.»

Wenn der Alkohol ein Problem wird

Menschen mit einer Suchterkrankung kommen meistens direkt auf die Suchtaufnahmestation. Aber in den Nachtdiensten hat man auch auf einer allgemeinpsychiatrischen Station mit ihnen zu tun.

In vielen Fällen sind diese Patienten schon bekannt – sie haben ein paar Tage zuvor die Therapie abgebrochen oder sind disziplinarisch entlassen worden, weil sie Klinikregeln missachtet haben. (Meistens schmuggelten sie Alkohol auf die Station oder kamen betrunken aus dem Ausgang zurück. Ein paar ganz besonders clevere Kandidaten hatten eine Zeitlang einen Vorrat in einem kleinen Tannenwäldchen, was zu dem Gerücht führte, dort würden Bierflaschen wachsen. Das wiederum zog eine Plünderung des Verstecks binnen kurzer Zeit nach sich, was zu einigen Unstimmigkeiten und mehreren blauen Augen zwischen den ursprünglichen Besitzern und denen führte, die glaubten, man dürfe alles pflücken, was man im Wald finde …)

Nun gilt es zu unterscheiden, ob es sich tatsächlich um jemanden handelt, der seinen Fehler eingesehen hat und die Therapie fortführen will, oder ob demjenigen einfach nur das Geld ausgegangen ist (oder sein Bierversteck geplündert wurde) und er nicht weiß, wie er weiter an Stoff kommt, und stattdessen die schönen Medikamente möchte, die es in der Klinik gibt und die nur unter strengster Aufsicht an Suchtkranke ausgegeben werden. (Alkoholiker lieben Distraneurin, Drogenabhängige sind ganz scharf auf Polamidon. Und bitte Polamidon, kein Methadon – der Süchtige von heute ist da sehr wählerisch, wenn er schon in die Klinik kommt.) Zwei Fälle aus diesem Bereich sind mir in lebhafter Erinnerung geblieben.

Der erste war ein gutsituierter Angestellter, Mitte fünfzig, der eine heimliche Alkoholabhängigkeit entwickelt hatte. Wir hatten ihn ein paar Tage zuvor aufgenommen, weil er auf der Arbeit völlig unerwartet einen epileptischen Anfall erlitten hatte. Die entsetzten Kollegen riefen sofort den Rettungswagen. Dadurch wurde seine Alkoholkrankheit erstmals offenbar, und er begriff, dass er körperlich abhängig war. Epileptische Anfälle, von den Ärzten im Zusammenhang mit Alkoholentzug schlicht «Krampfanfall» zur Abgrenzung echter Epilepsie genannt, sind sehr gefürchtete Nebenwirkungen bei einem Alkoholentzug, denn sie können unter Umständen tödlich enden. Aus diesem Grund rät man Alkoholikern auch stets davon ab, allein zu entziehen, sondern dies immer unter ärztlicher Aufsicht und mit medikamentöser Absicherung zur Verhinderung solcher Krampfanfälle zu tun.

Nach der körperlichen Entgiftung, die fünf Tage dauerte, bat der Patient um seine Entlassung. Er war fest davon überzeugt, nun selbst klarzukommen und keinerlei weitere Therapie zu brauchen. Er sei stark und würde das schaffen. Mir war klar, dass er sich selbst belog, aber zugleich wusste ich, dass er nicht auf mich hören würde. Er musste seine Erfahrungen machen.

«Sie wissen aber, dass es maximal zwei von hundert Leuten schaffen, nach der ersten Entgiftung trocken zu bleiben, oder?», fragte ich ihn noch einmal, während ich ihm den Entlassungsbrief gab.

Er nickte. «Ja, aber ich werde dazugehören», versicherte er selbstbewusst. Er sah zwischen sich und den heruntergekommenen Alkoholikern auf der Suchtstation keine Gemeinsamkeiten, immerhin lebte er völlig unauffällig, hatte einen guten Job und war weit von jeder alkoholkranken Verwahrlosung entfernt.

«Falls Sie merken, dass es nicht so sein sollte, kommen Sie bitte zurück», bat ich. «Es ist keine Schande, wenn man zu der großen Mehrheit derer gehört, die weiterführende Hilfe brauchen. Ich kann verstehen, wenn Sie es versuchen wollen, aber wie gesagt, wenn Sie merken, dass es doch nicht geht, kommen Sie lieber rechtzeitig wieder.»

Er nickte, aber er war so sicher, alles überstanden zu haben, dass ich nicht damit rechnete, ihn jemals wiederzusehen. Insgeheim befürchtete ich, dass seine Scham im Fall eines Rückfalls doch zu groß wäre, um zurückzukehren. Deshalb war es mir so wichtig, ihm deutlich zu machen, dass ein Rückfall der Normalfall war.

In einem meiner nächsten Nachtdienste traf ich ihn tatsächlich wieder. Er war betrunken, hatte mehr als zwei Promille, konnte aber noch relativ gerade gehen und deutlich sprechen. (Zum Vergleich, wie viel das ist, hier kurz ein anderer Fall: Ein junger Mann von achtzehn Jahren wurde von seinen Freunden in die psychiatrische Aufnahme gebracht. Es ging ihm furchtbar schlecht, er konnte nicht mehr gerade gehen, war ständig dabei, sich zu übergeben. Wir ließen ihn pusten, was ihm erst beim zweiten Versuch gelang, da er sich beim ersten Mal übergeben musste. Sein Wert betrug 0,8 Promille – er hatte zum ersten Mal in seinem Leben ein großes Glas Tequila getrunken. Wir beruhigten seine aufgeregten Freunde und wiesen sie darauf hin, dass 0,8 Promille früher der Grenzwert der Fahrtüchtigkeit war. Dann rieten wir ihnen, den Freund nach Hause zu fahren, damit er seinen Rausch ausschlafen könne.)

«Sie hatten recht», sagte er mit bedrückter Stimme. «Ich wollte eigentlich nie wieder Alkohol trinken, aber dann habe ich mich heute so auf der Arbeit geärgert und gedacht, na, eine Flasche Bier, das schadet ja nichts.»

«Und dann?», fragte ich weiter.

«Als ich im Laden war, habe ich dann noch eine Flasche Korn mitgenommen. Ich weiß nicht, wieso, die war plötzlich in meinem Einkaufswagen. So richtig gemerkt habe ich es erst, als ich wieder zu Hause war. Na ja, und dann habe ich sie ausgetrunken.» Er verbarg sein Gesicht in den Händen und schluchzte.

«Das war also heute?», hakte ich nach.

Er nickte schamvoll.

«Ich finde es toll, dass Sie es geschafft haben, dann gleich hierherzukommen», sagte ich und erledigte die Formalitäten der Aufnahmeuntersuchung.

Am folgenden Tag kümmerten wir uns darum, dass er auf die Suchtstation verlegt werden konnte.

Mehrere Monate später kam er nochmals auf unsere Station, aber diesmal als Besucher, denn mittlerweile hatte er eine erfolgreiche Langzeittherapie abgeschlossen und nun noch einmal das Bedürfnis, mir zu erzählen, dass es für ihn damals sehr wichtig gewesen sei, es erst einmal allein zu versuchen. Aber ebenso wichtig sei es für ihn gewesen, dass ich ihm versichert hatte, niemand würde ihm Vorwürfe machen, wenn er trotzdem einen Rückfall hätte.

Der zweite Fall betraf eine junge Alkoholikerin, die mit Mitte zwanzig schon diverse Therapien abgebrochen hatte und wiederholt disziplinarisch entlassen worden war, weil sie heimlich Alkohol in die Klinik geschmuggelt und unter den Mitpatienten verkauft hatte. Sie war bereits in der Schule abhängig geworden und hatte weder einen Schulabschluss noch eine Berufsausbildung. Alle Versuche, sie wieder einzugliedern, waren bislang gescheitert.

Eines Nachts stand sie gegen 2 Uhr morgens auf der Matte und berichtete, sie müsse jetzt unbedingt entziehen. Eine Woche zuvor hatte sie zum wiederholten Mal eine Entgiftung abgebrochen, und damals war mit ihr vereinbart worden, dass Sie nur über die Suchtambulanz erneut Aufnahme finden könne. Auf die Frage, warum sie nicht, wie es üblich wäre, ab 8 Uhr morgens in die Suchtambulanz käme, wurde sie ungehalten und gab an, ihr Freund habe sie rausgeworfen und sie habe nun kein Geld mehr für Alkohol, aber sie komme jetzt in den Entzug. Sie hatte eine derartige Fahne, dass der ganze Untersuchungsraum nach Alkohol roch. Als ich sie pusten ließ, zeigte sich, dass sie knapp zwei Promille hatte. Aus ihrer Akte ging hervor, dass sie in den letzten zwölf Monaten fünfmal mit der gleichen Geschichte nachts zur Aufnahme gekommen war und dann jedes Mal am folgenden Morgen ihre Entlassung verlangt hatte.

Also blieb ich hart und verwies sie auf den üblichen Weg. Sie solle sich am Morgen in der Suchtambulanz einfinden, ein akuter Notfall liege nicht vor, da sie mit zwei Promille noch weit von einem Entzug entfernt sei. Zudem dürfte ich ihr aufgrund des hohen Promillewerts ohnehin erst in sechs bis acht Stunden Medikamente geben.

Im nächsten Augenblick flippte die Patientin aus, fegte mit einer Handbewegung den Drucker vom Schreibtisch, sodass der gegen die Wand knallte und in mehrere Stücke zerbrach. Dann versuchte sie, mich zu attackieren. Ich konnte nur mit Mühe den Raum verlassen und Hilfe holen. Sie wurde derart aggressiv und gewalttätig, dass uns letztlich nichts anderes übrig blieb, als sie wegen akuter Fremdgefährdung auf der geschlossenen Station unterzubringen.

Am folgenden Tag besprachen wir den Vorfall mit Doktor Krumm. Die Patientin verlangte wie erwartet ihre Entlassung – der akute Erregungszustand war verflogen, und sie wollte nach Hause, um sich mit ihrem Freund zu versöhnen. Vom Therapiewunsch war nichts mehr zu spüren, und über ihr Verhalten in der Nacht zuvor meinte sie nur, sie könne nichts dafür, dass sie aggressiv würde, wenn sie betrunken sei. Das sei allein unser Problem. Man dürfe ihr dann eben nicht widersprechen.

Doktor Krumm hatte dafür kein Verständnis. Sein Motto lautete: «Krankheit ist keine Entschuldigung für schlechtes Benehmen!» Und so ordnete er an, dass wir künftig die Polizei rufen sollten, um diese Patientin von der Station entfernen zu lassen, falls sie erneut gewalttätig werden sollte, um ihre Aufnahme zu erzwingen. Auf keinen Fall sollte sie den positiven Lerneffekt haben, dass Gewalt zur Erreichung ihrer Ziele führte. Dies wurde ihr bei der Entlassung auch mitgeteilt.

Ich habe sie nie wieder in einem meiner Nachtdienste getroffen – möglicherweise hatte sie es verstanden.

Depressive weinen nicht

Eine Gruppe von Patienten, die man sehr genau im Auge behalten muss, sind solche, die unter akuter Suizidalität leiden. Besonders häufig werden Menschen mit Depressionen von Selbstmordgedanken gequält. Auf Aufnahmestationen sind Depressive meist unauffällig. Häufig leiden sie unter einer schweren Antriebsschwäche und kommen kaum aus dem Bett, geschweige denn aus ihrem Zimmer.

Ich erinnere mich an einen Fall, der uns beinahe an den Rand der Verzweiflung trieb, weil nichts half. Der Patient war bereits seit mehreren Wochen auf der Aufnahmestation, wurde aber immer noch von schweren Suizidgedanken gequält, sodass wir ihn nicht auf die offene Station verlegen konnten. Zudem war er extrem antriebslos und konnte sich zu nichts aufraffen. Selbst zu den Mahlzeiten mussten wir ihn persönlich abholen und in den Speisesaal bitten, weil er sonst nur im Bett geblieben wäre. Hatte er es tatsächlich bis in den Speisesaal geschafft, neigte er zu starker innerer Unruhe und berichtete von den Impulsen, sich selbst mit dem Besteck verletzen zu wollen. Dabei war er hin und her gerissen – einerseits wollte er es nicht, andererseits erschien ihm der Gedanke an den Tod immer verlockender, und er konnte sich nicht wirklich davon distanzieren. Er sagte, er wolle nicht sterben, aber eigentlich könne er so auch nicht weiterleben.

Die tägliche Visite lief immer gleich ab.

«Guten Morgen», begrüßte Doktor Krumm ihn stets. «Wie geht es Ihnen heute?»

«Guten Morgen», erwiderte der Patient mit ausdrucksloser Miene. Keine Antwort auf die Frage nach dem Befinden.

Bleiernes Schweigen auf beiden Seiten. Der Patient fühlte sich gequält, weil wir ihn etwas fragten. Wir warteten, weil wir hofften, dass er doch noch etwas sagen würde. Meistens war das nicht der Fall. Nach gefühlten zwei Stunden, die in Wirklichkeit höchstens sechzig Sekunden andauerten, fragte unser Oberarzt jedes Mal: «Haben Sie irgendeine Veränderung bemerkt?»

Der Patient starrte ausdruckslos vor sich hin. Dann, nach einer weiteren gefühlten Ewigkeit, jedes Mal Kopfschütteln.

«Was ist mit den Suizidgedanken?», fragte Doktor Krumm weiter. «Sind die noch immer so schlimm?»

Wieder Schweigen, dann oft ein kaum merkliches Nicken.

«Es hat keinen Sinn», sagte der Patient. «Ich bin längst gestorben.»

«Wie meinen Sie das?»

Keine Antwort. Darauf gab es nie eine Antwort, und auch von uns wusste niemand mehr etwas zu sagen. Die bleierne Depression des Patienten waberte regelrecht durch den Raum, überzog uns, raubte uns die Worte und die Kraft, ihm noch irgendetwas zu erklären. Wir spürten seine Leere und das Gefühl der Sinnlosigkeit beinahe körperlich. Nach einer Visite bei diesem Patienten hielten wir vor der Tür meist kurz inne, ehe wir die Kraft fanden, an die nächste Tür zu klopfen. Und anders als bei vielen anderen Patienten sprachen wir nach dem Verlassen des Zimmers so gut wie nie über das, was wir erlebt hatten. Erst wenn wir zwei Zimmer weiter waren, konnten wir wieder durchatmen und überlegen, was unserem Patienten vielleicht helfen könnte.

An diesem Beispiel kann man sehen, dass Depressive entgegen der landläufigen Vorstellung nicht traurig sind und auch nicht ständig weinen. Wer ständig weint, ist vielleicht depressiv verstimmt, aber keinesfalls depressiv im medizinischen Sinne. Ein Depressiver kann keine Gefühle mehr wahrnehmen. Er fühlt sich nur noch leer und innerlich ausgebrannt. Er wäre dankbar, wenn er wenigstens noch weinen und Trauer empfinden könnte. Aber selbst das geht nicht mehr. Alles ist sinnlos.

Wie kommt es dazu? Weshalb werden manche Menschen schwer depressiv, wenn sie etwas Schlimmes erleben, während andere nur eine normale Trauerreaktion durchmachen? Auch das liegt in der Biochemie unseres Gehirns begründet. Manche Menschen produzieren unter Stress deutlich weniger Serotonin im Gehirn. Der Mangel dieses Botenstoffes führt zu der qualvollen Leere und der Unfähigkeit, Gefühle wahrzunehmen. Eigentlich eine Schutzreaktion des Körpers bei Stress, aber hier schießt sie über das Ziel hinaus und wird selbst zur Erkrankung.

Im Gegensatz zur Schizophrenie, die auch durch ein Botenstoffungleichgewicht ausgelöst wird, verschwindet die Depression irgendwann wieder von selbst. Früher oder später produziert das Gehirn wieder genügend Serotonin, und der Mensch wird gesund. Allerdings kann das mehrere Jahre (!) dauern.

Zehn Prozent aller Menschen mit einer unbehandelten, schweren Depression sterben durch Selbstmord. Sie bringen sich übrigens nicht um, weil sie sterben wollen, sondern weil sie so nicht weiterleben können. Das ist ein gewaltiger Unterschied.

Wer jemals einen schwer depressiven Menschen erlebt hat, der nur noch ausdruckslos vor sich hin starrt, nicht mehr auf Ansprache reagiert und ganz in einer Welt der Leere und Verzweiflung gefangen ist, der begreift, dass man hier mit einer Psychotherapie allein nicht weiterkommt. Zwar spricht die Depression im Allgemeinen gut auf eine Psychotherapie an, aber man muss unterscheiden, ob es sich um eine leichte oder eine schwere Verlaufsform handelt. Menschen mit einer leichten oder mittelschweren Depression trifft man so gut wie nie in Kliniken, da bei ihnen eine ambulante Psychotherapie und eventuell eine stützende antidepressive Medikation vollkommen ausreichend ist.

Bei einer schweren Depression sind Medikamente dagegen unerlässlich, denn ein so schwer erkrankter Patient muss erst wieder in die Lage versetzt werden, mit seiner Umwelt in Kontakt zu treten. Doch selbst mit Medikamenten dauert es manchmal mehrere Wochen, bis es den Patienten wieder bessergeht.

Im Fall unseres schwer depressiven Patienten zogen sechs qualvolle Wochen ins Land, in denen wir jeden Tag mit ihm litten und langsam die Hoffnung verloren. Gehörte er zu den therapieresistenten Fällen? Welche Möglichkeiten der Behandlung hatten wir noch?

Die siebte Woche brach an …

«Guten Morgen», begrüßte Doktor Krumm den Patienten wie jeden Morgen.

«Guten Morgen, Doktor Krumm», erwiderte unser Patient – lächelnd.

Wir erstarrten. Er hatte den Oberarzt mit seinem Namen angesprochen und lächelte! Ich sah den Patienten an, dann schweifte mein Blick zu Stationsleiter Erwin, der den Visitenwagen schob. Der Pfleger nahm seine Brille ab und putzte sie, so als müsse er genau hinsehen, ob wir im richtigen Zimmer waren. Doktor Krumm hob erstaunt die Augenbrauen, aber dann zog er eine messerscharfe Schlussfolgerung, mit der er bewies, dass er völlig zu Recht Oberarzt war.

«Es geht Ihnen besser?», stellte er mehr fest, als dass er fragte. Obwohl unser Oberarzt sich um professionelle Fassung bemühte, war der freudig überraschte Ton unüberhörbar. Ein wenig so, als hätte er gerade im Lotto gewonnen.

«Ja», erwiderte der Patient und nickte heftig. Unser Erstaunen wuchs. Normalerweise war er so starr wie eine Statue. «Ich bin heute Morgen aufgewacht», fuhr er beschwingt fort, «und dachte, schade dass es regnet, ich würde jetzt so gern mal spazieren gehen.»

Unglaublich! So viele Worte in einem einzigen Satz! Mehr als sonst in einer Woche. Beinahe wäre Erwin die Brille runtergefallen.

«Wo würden Sie denn gern hingehen?», fragte Doktor Krumm, im Gegensatz zu Erwin inzwischen wieder vollständig gefasst.

«Ich würde gern in den Park gehen. Ich habe gehört, es soll hier eine Minigolfanlage geben.»

«Ja, die gibt es», bestätigte Doktor Krumm. Die freudige Überraschung des Oberarztes wich einem leichten Zweifel in der Stimme. «Aber was ist denn mit Ihren Suizidgedanken?»

Die ehemals trüb dreinblickenden Augen des Patienten blitzten, als wäre das Leben in eine leere Hülle zurückgekehrt. «Die Gedanken sind weg», sagte er fröhlich. «Glauben Sie mir, mir geht es gut! So gut wie schon seit Monaten nicht mehr. Ich möchte einfach nur raus an die frische Luft und das Leben spüren!»

Doktor Krumm zögerte kurz, wir konnten ihm ansehen, wie er die Worte des Patienten im Geiste abwog. Für den Mann sprach, dass er sich trotz seiner Suizidalität immer an alle Absprachen gehalten hatte.

«Sie können Parkausgang haben, wenn Sie mir versprechen, sich nichts anzutun», beschied unser Oberarzt schließlich. «Geben Sie mir Ihre Hand darauf?» Er hielt ihm die Rechte entgegen.

Der Patient nickte und ergriff die ausgestreckte Hand.

«Aber heute erst mal nur eine halbe Stunde Parkausgang», sagte Doktor Krumm während des Handschlags. «Nicht zu viel auf einmal, ja?»

Der Patient nickte abermals, seine Augen blitzten noch immer.

Drei Tage später konnte er in deutlich gebessertem Zustand auf eine offene Therapiestation verlegt werden und die Ursachen seiner Depression psychotherapeutisch bearbeiten.

Das sind die großartigen Augenblicke nach wochenlangem Ausharren – wenn man den Moment miterleben darf, in dem die Medikation endlich Wirkung zeigt, die Krankheit in den Hintergrund tritt und man die Chance bekommt, den Menschen kennenzulernen, der sich wirklich hinter der Leere verbirgt.

Leider gehen nicht alle Geschichten so gut aus. Manchmal kann man einen Suizid nicht verhindern, auch wenn man alles versucht. So wie in dem Fall eines jungen Mannes, der freiwillig zur Aufnahme kam. Er beschrieb seine depressiven Symptome, aber die Frage, ob er auch an Selbstmord gedacht hatte, verneinte er glaubhaft. Nachdem das Aufnahmegespräch beendet war, fragte er, wo die Toilette sei. Einer der Pfleger zeigte sie ihm. Kaum war der Patient allein, erhängte er sich mit seinem Gürtel von innen an der Trennwand der Toilette. Obwohl er bereits wenige Minuten später gefunden wurde, kam jede Hilfe zu spät.

Schwarz oder Weiß – ein Leben ohne Grau

Neben den Depressiven gibt es eine weitere Patientengruppe, die häufig unter Suizidalität und selbstverletzendem Verhalten leidet. Das sind Menschen mit Persönlichkeitsstörungen. Am häufigsten trifft man in psychiatrischen Kliniken auf Menschen mit einer Borderline-Störung.

Viele Menschen verbinden den Begriff der Borderline-Störung sofort mit Patienten, die sich selbst verletzen und die Arme aufschneiden. Ja, das stimmt, Borderliner schneiden sich. Aber nicht jeder, der sich ritzt, ist ein Borderliner. Und nicht jeder Borderliner verletzt sich selbst. Selbstverletzung ist ein Symptom, keine Diagnose.

Menschen mit einer Borderline-Störung haben ein Problem damit, dass jeder Mensch gute und schlechte Seiten hat. Sie können das zwar vom Verstand her begreifen, aber ihr Gefühlsleben ist eine Achterbahn.

Hierzu ein ganz banales Alltagsbeispiel: Jemand hat sich mit einer guten Freundin verabredet, um gemeinsam ins Kino zu gehen, aber die Freundin sagt kurzfristig ab, weil sie plötzlich Überstunden machen muss. Im Normalfall ist man enttäuscht, vielleicht ärgert man sich auch – aber man hat trotz allem Verständnis und macht der Freundin keine Vorwürfe. Man versetzt sich in ihre Lage hinein und weiß, dass so etwas passieren kann.

Für einen Menschen mit Borderline-Störung ist eine solche Absage deutlich schwieriger hinzunehmen. Bei einer leichten Verlaufsform oder nach einer erfolgreichen Therapie wird auch der Borderliner das so akzeptieren – aber sich vielleicht ein bisschen enttäuschter und ein bisschen zurückgesetzter fühlen als jemand ohne diese Störung.

Jemand mit einer schweren Borderline-Störung könnte jetzt jedoch richtig sauer werden: «Diese Freundin ist eine fiese Schlampe, mich einfach hängenzulassen, obwohl ich schon die Kinokarten gekauft habe! Sie mag mich nicht! Was fällt der überhaupt ein? Blöde Ziege!» Der emotionale Ausbruch kann so weit gehen, dass die Freundin aufs übelste beschimpft wird. Nun wird diese natürlich auch sauer – was ist denn das? Was kann sie denn dafür, dass sie Überstunden machen muss? Sie wollte doch auch viel lieber ins Kino!

Leider interessieren alle diese Begründungen das Gegenüber mit Borderline-Störung überhaupt nicht. Oft werden Forderungen gestellt, die unerfüllbar sind: «Wenn ich dir wirklich wichtig bin, sag deinem Chef, dass du jetzt mit mir ins Kino gehst! Ist dir dein Job wichtiger als ich?»

Der Borderline-Patient kann nichts dafür – es ist ihm (oder ihr) unmöglich, die eigenen Enttäuschungs- und Hassgefühle zu kontrollieren.

Einen Tag später kann das schon wieder ganz anders sein – dann gibt es die tränenreiche Versöhnung. Je nachdem, wie gut die Freundin über die Störung Bescheid weiß, wird sie damit umgehen können. Aber wenn dieses Verhalten stark ausgeprägt ist, kann es ganz schnell dazu führen, dass Betroffene alle ihre Sozialkontakte verlieren und ins soziale Abseits geraten.

Manche Betroffene geraten in einen Zustand, in dem sie sich selbst nicht mehr spüren, das Gefühl haben, sich aufzulösen und nicht mehr da zu sein. Dann wollen sie sich unbedingt wieder spüren – und fangen an, sich zu verletzen. Der Schmerz holt sie zurück in die Realität und hilft ihnen, sich wieder selbst wahrzunehmen.

Wenn sich ein Mensch mit Borderline-Störung schneidet, spürt er oftmals keinen Schmerz – deshalb wird manchmal sehr tief geschnitten, so tief, bis endlich wieder etwas gespürt wird.

Meinen ersten Kontakt zu Patienten mit selbstverletzendem Verhalten hatte ich während meines Medizinstudiums im praktischen Jahr. Ich war in der chirurgischen Ambulanz eingesetzt und lernte gerade, Wunden zu nähen.

Eine junge Frau kam zu uns, sie hatte sich mehrere Schnitte im Oberarm zugefügt. Der Chirurg, der mich ausbildete, fragte mich, ob ich sie nähen wollte. Ich stimmte zu. Als ich die Betäubungsspritze aufzog, sagte die Patientin, dass sie keine Spritze brauche – sie würde ohnehin nichts spüren. Der Chirurg warnte sie, dass ich Anfängerin sei und es bei mir länger dauern würde als bei ihm. Ob sie nicht doch eine Betäubung wollte? Sie lehnte ab. Sie bräuchte das nicht. Und so fing ich an, ihre Wunden ohne Betäubung zu nähen.

Ich hatte schon einige Wunden genäht – natürlich immer unter Betäubung. Wenn die Lokalanästhesie langsam nachlässt, zucken die meisten Menschen beim letzten Stich etwas zusammen. Hier saß nun eine junge Frau gänzlich ohne Betäubung vor mir – und zuckte mit keiner Wimper. Ich spürte beim Nähen keinen Unterschied zwischen jemandem, der eine Lokalanästhesie erhalten hatte, und ihr. Ich brauchte sechsundzwanzig Stiche. Sie konnte sogar noch scherzen und meinte, während sie mir beim Nähen zusah: «Eigentlich wollte ich mir da ein Fragezeichen reinritzen, aber jetzt sieht das eher wie ein Sparkassenzeichen aus, finden Sie nicht?»

Ich musste zugeben, dass der Vergleich etwas für sich hatte. Wir unterhielten uns ganz zwanglos, und sie erzählte, dass sie, wenn es ihr schlechtgehe, nie etwas spüre. Nur wenn es ihr bessergehe, brauche sie beim Nähen eine Lokalanästhesie.

Eine Woche später kam sie erneut mit einer frischen Schnittwunde in die chirurgische Ambulanz. Diesmal bat sie um eine Spritze und zuckte bei den beiden letzten Stichen, als die Wirkung langsam nachließ, zusammen. Es ging ihr also besser …

Woher kommt diese Störung nun aber? Die Ursachen liegen in der frühen Kindheit.

Stellen Sie sich einmal vor, Sie wären ein kleines Kind, das von seiner Mutter manchmal verwöhnt und gehätschelt wird, aber im nächsten Moment geschlagen und misshandelt. Oder Sie sind ein kleines Kind unter drei Jahren, und ihr Vater, den sie eigentlich brauchen, damit er sie versorgt und schützt, füttert sie erst und missbraucht Sie danach sexuell.

Sie sind noch so klein, dass Sie nicht gelernt haben, dass die gute Mutter, die Sie verwöhnt, dieselbe Frau ist wie die böse Mutter, die Sie schlägt und hungern lässt. Oder dass der Mann, der Sie beschützt und füttert, derselbe ist, der Ihnen zu anderen Zeiten weh tut. Sie sind auf Ihre Eltern angewiesen, um zu überleben. Und so fangen Sie an, Ihre Mutter und Ihren Vater in eine gute und eine böse Mutter und einen guten und einen bösen Vater aufzuspalten. Wenn der böse Vater kommt, versuchen Sie, aus Ihrem Körper zu fliehen, einfach nicht da zu sein, nur damit Sie nichts mehr spüren. Keinen Schmerz, kein Leid, keinen Ekel. Sie sind unsichtbar, Sie fliehen aus der Realität – Sie dissoziieren.

Kleine Kinder können unter den widrigsten Umständen überleben. Aber ihre Seelen erleiden einen schweren Schaden. Während Kinder unter normalen Umständen lernen, dass ihre Eltern sowohl gute als auch schlechte Eigenschaften haben, und daraus ein Gesamtbild formen, nämlich die liebe Mutter, die auch mal schlechte Laune hat und schimpft, aber ihr Kind trotzdem liebt, können Menschen mit Borderline-Störung diesen Entwicklungsschritt niemals machen. Weil sie immer auf der Hut sein müssen, welche Mutter sie vor sich haben – die gute oder die böse.

Auch als Erwachsene können sie immer nur eine Seite ihres Gegenübers wahrnehmen. Und die beste Freundin, die lieber Überstunden macht, anstatt ins Kino zu gehen, ist dann keine Freundin mehr – sie hat ihr Wort gebrochen. Sie zeigt, dass man wertlos ist.

Alte Wunden brechen auf, und Verhaltensweisen, die für das Kleinkind überlebenswichtig waren, werden nun zur Last und führen zu großen sozialen Problemen. Oft kommen auch im Erwachsenenalter noch Flashbacks dazu, d.h. kurzes Aufblitzen alter Erinnerungen von Misshandlungs- oder Missbrauchssituationen. Dann ziehen sich die Betroffenen wieder in sich selbst zurück, bis sie nicht mehr da sind – sie dissoziieren –, und müssen sich selbst verletzen, um sich wieder zu spüren.

Auch wenn die Betroffenen das vom Verstand her begreifen, ist dieses Verhalten doch so tief in ihrem Inneren verankert, dass nur eine langjährige Therapie Linderung verschaffen kann. Es ist ein schwieriger Weg mit vielen Kontaktabbrüchen, denn die Patienten testen ihr Umfeld. Sie wollen sehen, ob sie sich wirklich auf jemanden verlassen können. Dabei überschreiten sie oft die Grenzen ihres Gegenübers – genau so, wie die eigenen Grenzen früher von den eigenen Eltern überschritten wurden.

Manchmal hilft paradoxe Intervention in einer Krisensituation. Das heißt, man verhält sich nicht so, wie es der Borderline-Patient erwartet. Das kann sehr hilfreich sein, weil es neue Wege der Kommunikation eröffnet.

Es war wieder einmal 2 Uhr nachts. Irgendetwas muss an dieser Zeit dran sein. Um diese Zeit kommen Betrunkene oder Krankenhauswanderer zur Aufnahme, alte Menschen in der Gerontopsychiatrie können nicht schlafen, und chronisch Suizidale planen ihren Selbstmord. 2 Uhr nachts ist keine ruhige Zeit. In der

Psychiatrie ist es so etwas wie die Geisterstunde – alle geistern rum.

Eine Schwester von der Station für Menschen mit Persönlichkeitsstörungen rief an.

«Wir brauchen einen Arzt. Eine unserer Patientinnen leidet unter quälenden Suizidgedanken und ist nicht mehr absprachefähig.»

Ich war seit achtzehn Stunden ununterbrochen im Dienst. Eigentlich hatte ich gehofft, mich kurz hinlegen zu können. Aber nichts da.

Ich ging also zu der Patientin. Eine junge Frau Anfang zwanzig, blass, dunkle Augenringe. Man sah sofort, dass sie wirklich litt.

«Ich will sterben», sagte sie mit tonloser Stimme.

«Warum wollen Sie denn sterben?», fragte ich. Ich war todmüde, und mir fehlte inzwischen die Kraft, mich auf lange Gespräche einzulassen. Ich kannte das schon zur Genüge. Wenn man Glück hatte, konnte man die Patienten dazu bringen, ihre Bedarfsmedikation einzunehmen und zu Bett zu gehen. Wenn man Pech hatte, zwangen die Suizidimpulse einen dazu, die Patienten auf die geschlossene Station zu verlegen – ein Schritt, den ich möglichst vermeiden wollte, auch wenn es für mich das Einfachste gewesen wäre. Ich weiß von Kollegen, die in solchen Situationen nicht mehr lange reden, sondern sofort verlegen und ein Überwachungsprotokoll anordnen. Das dauert zehn Minuten. Wenn man mit seinen Kräften am Ende ist, ist die Versuchung verdammt groß. Aber ich schreckte davor zurück. Ich wusste, dass ein solcher Schritt die Patientin in ihrer Therapie zurückwerfen kann.

«Weil dann alles vorbei ist», flüsterte sie. «Ich habe immer wieder Flashbacks.»

O Gott, dachte ich bei mir. Das wird jetzt wieder so ein Gespräch, das sich stundenlang im Kreis dreht. Ich hatte schon einige solcher Kriseninterventionen hinter mir. Wenn ich jetzt anfing, mit ihr über positive Dinge zu diskutieren und darüber, warum sie sich zumindest bis morgen Zeit geben sollte, brauchte ich mindestens eine Stunde. Ich wusste nicht, ob ich das noch durchhalten würde. Mir fielen jetzt schon die Augen zu.

«Woher wissen Sie, dass dann alles vorbei ist?», fragte ich. Eine Frage, die ich noch nie zuvor gestellt hatte.

Die Patientin hatte sie wohl auch noch nie gehört. Sie starrte mich erstaunt an.

«Na, dann bin ich tot. Dann ist alles vorbei.»

«Das wissen Sie doch gar nicht.»

Ihre Verwirrung stieg, und ich machte weiter.

«Haben Sie jemals Berichte über Nahtod-Erfahrungen gelesen? Also Augenzeugenberichte von Menschen, die schon mal klinisch tot waren und reanimiert wurden? Ich habe die Bücher von Raymond Moody gelesen. Die Menschen hatten alle vergleichbare Erlebnisse, es waren auch ein paar darunter, die nach einem Suizidversuch reanimiert wurden. Diese Menschen berichteten später, dass sie für die Reanimation dankbar waren. Sie merkten nämlich, dass ihre Probleme im Leben nach dem Tod noch da waren, aber sie hatten nun nicht mal mehr einen Körper, um sich umzubringen.»

Die Patientin starrte mich in einer Mischung aus Erstaunen und Faszination an. «Ehrlich?»

Ich nickte, ich hatte diese Bücher in meiner Jugend verschlungen, als ich Antworten auf die Frage aller Fragen suchte.

«Ja, das haben Menschen erlebt. Finden Sie nicht, dass es ein zu großes Risiko wäre, sich umzubringen, wenn man gar nicht weiß, was danach passiert?»

Sie dachte nach, dann nickte sie.

«Können Sie mir den Autor und Titel mal aufschreiben? Das würde ich mir gern mal in der Bibliothek ausleihen», sagte sie.

Ich riss einen Zettel aus meinem Notizbuch und schrieb ihr den Autor und Titel auf.

«Ich glaube, ich geh dann lieber erst mal ins Bett», sagte sie. «Vielen Dank, dass Sie da waren.»

«Gern geschehen», erwiderte ich. «Lesen Sie das mal, und überlegen Sie dann, ob es nicht noch andere Möglichkeiten gibt, Ihre Probleme zu lösen. Sie haben ja schon den ersten Schritt getan, indem Sie hier sind.»

Da ich so viel Erfolg damit hatte, versuchte ich es ein paar Wochen später bei einer anderen Patientin noch einmal auf diese Weise. Es war wieder mitten in der Nacht, wieder eine Patientin, die von schweren Suizidgedanken gequält wurde.

Ich fragte sie, ob sie sich sicher sei, dass mit dem Tod alles vorbei wäre.

«Natürlich ist es das!», beharrte sie.

Ich erzählte ihr von den Nahtod-Erfahrungen und den Schriften Moodys. Sie starrte mich an, aber nicht fasziniert und interessiert wie die erste Patientin, sondern verärgert.

«Was sind Sie denn für eine Ärztin? Sind Sie bescheuert? Ach, wissen Sie, was? Geben Sie mir fünf Milligramm Tavor, und dann geh ich lieber ins Bett, als mir Ihren Blödsinn hier länger anzuhören!»

«Wenn Sie meinen», sagte ich und blieb noch so lange auf der Station, bis sie eingeschlafen war. Auch so kann eine erfolgreiche Kriseninterventionen aussehen.

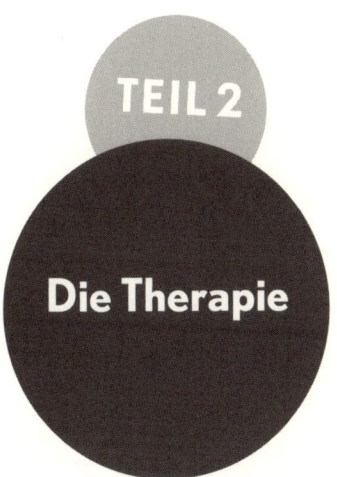

TEIL 2

Die Therapie

Eine kleine Einführung in die Therapiestationen ...

So, Sie haben die Tage auf der Aufnahmestation gut überstanden und sind begierig auf Ihre Therapie? Nun, dann folgen Sie mir auf die Therapiestation.

Therapiestationen und ihre Angebote sind so mannigfaltig wie die psychiatrischen Erkrankungen selbst. Während man auf der Aufnahmestation noch alle Patientengruppen kennenlernt, ist die eigentliche Therapie genau auf die Erfordernisse der einzelnen Krankheitsbilder abgestimmt. So gibt es spezielle Behandlungseinheiten für Menschen mit schizophrenen Psychosen, für Depressive, für alte Menschen (die schon erwähnte Gerontopsychiatrie), Suchtkranke (die wiederum untergliedert sind je nach Suchtmittel in legale und illegale Drogen, Spiel- und Internetsucht) und für Menschen mit Persönlichkeitsstörungen.

Nicht zu vergessen die forensische Psychiatrie, in der die psychisch kranken Straftäter behandelt werden. Die forensische Psychiatrie wiederum ist ein Mikrokosmos für sich – auch hier gibt es verschiedene Therapiestationen, die genau auf die Bedürfnisse der unterschiedlichen Patienten ausgerichtet sind. Die Therapieansätze sind in der Allgemeinpsychiatrie und der Forensik vergleichbar. Es gibt allerdings einen entscheidenden Unterschied: die Dauer der Behandlung.

Während die Patienten der Allgemeinpsychiatrie möglichst schnell wieder ins normale Alltagsleben integriert werden sollen (spätestens nach drei Wochen sitzt den Behandlern sonst die Krankenkasse mit ihren unangenehmen Nachfragen im Nacken), muss die forensische Psychiatrie sicherstellen, dass keine Gefährdung mehr vom Täter ausgeht. Außerdem kommt in diesem Fall nicht die Krankenkasse, sondern die Justizkasse für die Unterbringung und Behandlung auf.

Viele Menschen glauben, dass sich Straftäter in der Psychiatrie vor dem Gefängnis drücken, sich dort ein schönes Leben machen, den Ärzten Märchen erzählen und dann recht schnell wieder rauskommen. Das Gegenteil ist der Fall. Wenn jemand wegen einer Vergewaltigung zu fünf Jahren Haft verurteilt wird, aber sich im Gefängnis gut führt, kommt er bereits nach zwei Dritteln seiner Haftstrafe, also nach etwas mehr als drei Jahren, wieder in Freiheit. Wenn man im Gefängnis feststellt, dass er nach wie vor gefährlich ist, sitzt er zwar die vollen fünf Jahre ab, aber danach muss er entlassen werden, ganz gleich, wie groß das Gefährdungspotenzial für die Gesellschaft ist. Die nachträgliche Anordnung einer Sicherungsverwahrung ist in den meisten Fällen nicht zulässig.

In der forensischen Psychiatrie dagegen ist die Unterbringung prinzipiell unbefristet. Einmal im Jahr müssen die behandelnden Ärzte eine Stellungnahme an das Gericht abgeben, und dann entscheidet ein Richter der Strafvollstreckungskammer, ob die Unterbringung fortzudauern hat. Die Richter sind dabei nicht dazu verpflichtet, sich an die ärztlich-gutachterlichen Empfehlungen zu halten. Sie entscheiden völlig frei, auch wenn sie den Empfehlungen meistens folgen.

Warum Ehrlichkeit in der Therapie wichtig ist

Fangen wir mal mit der häufigsten Diagnose an und betrachten wir Menschen mit Burnout und Depressionen. Diese Patientengruppe findet man nicht nur in psychiatrischen Krankenhäusern, sondern auch in psychosomatischen Rehabilitationskliniken. Diese Kliniken wurden früher schlicht und einfach «Kurkliniken» genannt, aber «Psychosomatische Rehabilitationsklinik» oder «Abteilung für psychosomatische Medizin und Neuropsychiatrie» klingt viel eleganter und wissenschaftlicher – welcher Arzt lässt sich schon gern «Kurarzt» nennen, wenn er einen richtigen Facharzttitel hat?

Leider hat es den Nachteil, dass viele Menschen zurückschrecken und laut kreischen: «Ich bin doch nicht verrückt! Ich bin doch nur überarbeitet!»

Ich vermute ja, das ist Absicht, um Kosten zu sparen. Zur Kur zu fahren ist schick, so eine Art Urlaub auf Kosten der Krankenkasse. Aber wer in eine psychosomatisch-psychiatrische Rehaklinik geht, der muss ja einen an der Waffel haben. Also bleibt man lieber zu Hause.

Welche Früchte diese Furcht vor Stigmatisierung tragen kann, zeigt das Beispiel eines Patienten, der aufgrund einer Depression in einer psychiatrischen Klinik war, aber seinem Besuch erzählte, dass er nur wegen seiner Rückenprobleme in der Klinik wäre. Er behauptete, in der Orthopädie sei kein Bett mehr frei gewesen, und deshalb habe man ihn in der benachbarten Psychiatrie aufgenommen, um dort seine Bandscheiben zu behandeln …

Eine seiner Bekannten war so erschüttert, dass sie alles daransetzte, eine Verlegung in eine andere Klinik zu forcieren, und uns täglich mit bitterbösen Telefonaten beglückte. In ihren Augen war es ungeheuerlich, einen Patienten mit Rückenproblemen in der Psychiatrie «wegzusperren». Dass es eine offene Station war, spielte in ihrer Wahrnehmung keine Rolle. Die Wahrheit durften wir ihr aufgrund der ärztlichen Schweigepflicht natürlich nicht erzählen.

«Sie können bloß froh sein, dass ich nur eine Freundin bin», sagte sie am Telefon zu mir. «Wenn das mein Angehöriger wäre, würde ich Sie persönlich verklagen, verstehen Sie? *Sie* persönlich, nicht nur die Klinik! Aber er ist ja so gutmütig, der lässt das ja mit sich machen, weil er sonst niemanden hat! Was sind Sie eigentlich für eine Ärztin? Sie genießen wohl Ihre Macht, harmlose Leute für verrückt zu erklären, was?», brüllte sie derart laut in den Hörer, dass ich ihn ein Stück vom Ohr weghielt. «Aber das geht an die Presse, da können Sie Gift drauf nehmen! Und dann können Sie sich ja weiter hinter Ihrer sogenannten ‹Schweigepflicht› verstecken!»

Es gibt nur wenige Augenblicke im Leben eines Psychiaters, in denen er die Schweigepflicht mehr hasst als in solchen Situationen. Ich wusste, dass ich alles richtig gemacht hatte, und trotzdem wurde ich beschimpft und hatte nicht die geringste Chance, die Angelegenheit richtigzustellen.

Nach mehreren solcher Anrufe, von denen auch unser Oberarzt nicht verschont blieb, teilten wir unserem Patienten schließlich mit, dass wir ihn unter diesen Umständen nicht länger behandeln könnten. Er müsse die Situation jetzt aufklären oder die Behandlung in unserer Klinik beenden, da wir nicht bereit wären, eine derartige Lüge zu decken.

Ihm selbst war die ganze Angelegenheit sehr peinlich – er hatte nicht damit gerechnet, dass seine Lüge sich so verselbständigen würde, aber er hatte große Angst davor, seiner Bekannten gegenüber Farbe zu bekennen. Andererseits wollte er die Therapie auch nicht abbrechen, denn er fühlte sich auf unserer Station sehr wohl. Er bat mich deshalb darum, bei dem Gespräch dabei zu sein. Die Atmosphäre war zunächst sehr kalt. Stockend berichtete er seiner Bekannten, dass er gar nichts mit dem Rücken hätte, sondern eine Depression. Ihr fiel fast die Kinnlade runter, und im nächsten Moment fuhr sie mich giftig an: «Sie haben ihn dazu gezwungen, das zu sagen! Das ist ja ungeheuerlich, mit welchen Mitteln hier gearbeitet wird!»

Ich war total verblüfft. Mit so einer absurden Anschuldigung hatte ich überhaupt nicht gerechnet.

«Nein, er ist freiwillig hier», sagte ich betont gelassen. «Aber wenn Sie wollen, können Sie ihn sofort mitnehmen.»

«Ja, das werde ich auch tun!» Sie sprang auf. «Komm, Hermann, du musst nicht länger hierbleiben! Und Sie, Sie werden noch von mir hören! Das wird ein Nachspiel haben!»

Der Patient wand sich unglücklich auf seinem Stuhl.

«Annegret, ich will aber hierbleiben. Weil ich hier wirklich Hilfe bekomme. Es ist die Wahrheit. Ich habe das mit dem Rücken nur erfunden, weil ich Angst vor deiner Reaktion hatte.»

«Vor meiner Reaktion?», fuhr sie ihn an und sackte im nächsten Moment wieder auf ihren Stuhl. «Wie kannst du davor Angst haben? Ich tue doch alles für dich! Nur für dich!»

Es folgten ein paar demonstrative Aufzählungen, was sie alles schon für ihn in ihrem Leben getan hätte, und mein Patient fiel immer weiter in sich zusammen. Irgendwie hatte ich das sichere Gefühl, gerade die Ursache seiner Depression gefunden zu haben.

«Ich möchte hier mal einen Schnitt machen», sagte ich also. «Haben Sie jetzt verstanden, dass alles ein Missverständnis war und er freiwillig bei uns bleiben möchte?»

Erst jetzt schien der guten Annegret wieder zu Bewusstsein zu kommen, dass ich auch noch da war, und ihre Fassade zerfiel. Völlig unerwartet brach sie in Tränen aus. «Oh Hermann, warum hast du mir das nur angetan!», weinte sie. «Ich habe mich unmöglich gemacht, nur weil du mich belogen hast!»

Nun brach auch Hermann in Tränen aus und beteuerte, dass es ihm leidtue und sie ihm verzeihen solle. Ich griff nach dem großen Paket mit Papiertaschentüchern, das für solche Fälle immer auf meinem Tisch bereitlag, und verteilte sie großzügig an die beiden. Nach etlichen Schnäuzern und mehreren zerknüllten Taschentüchern im Papierkorb kam es zur Versöhnung, allerdings musste Hermann der Annegret hoch und heilig versprechen, sie nie wieder über seinen Gesundheitszustand zu belügen. Einen Moment lang fragte ich mich, ob diese Unterwerfung wirklich das Richtige für meinen Patienten war, aber ich sagte nichts, um den brüchigen Friedensschluss nicht zu gefährden. Allerdings entwickelte Annegret sich in den darauf folgenden Tagen ganz anders, als ich es ihr zugetraut hätte.

Sie besuchte Hermann weiterhin, war zu allen Mitarbeitern der Station sehr freundlich und fing an, die Psychiatrie mit anderen Augen zu sehen. Sie fragte mich sogar nach einer Angehörigengruppe, um mehr über den Umgang mit psychisch Kranken zu erfahren.

Und ich fragte mich, ob das nicht von Anfang an möglich gewesen wäre, wenn Hermann gleich bei der Wahrheit geblieben wäre …

Die Gruppentherapie

Viele Menschen glauben, dass Gespräche mit Psychologen oder Ärzten an erster Stelle einer stationären psychiatrischen Therapie stehen und mehrmals täglich stattfinden. Wenn Sie auch dazugehören, muss ich Sie enttäuschen. Das ist nicht der Fall. Einzelgespräche sind wichtig und finden statt, allerdings nicht täglich, sondern ein- oder zweimal in der Woche. Häufigere Frequenzen wären zu belastend für die Patienten, da es sich um eine sehr intensive Auseinandersetzung mit sich selbst handelt. Es ist nicht so, dass man vom Therapeuten ein paar gute Ratschläge bekommt, und dann hat mein sein Leben wieder im Griff. Psychotherapie funktioniert anders. Jeder Patient muss selbst erkennen, was ihn belastet. Der Therapeut ist nicht für die Antworten da, sondern dazu, dem Patienten die richtigen Fragen zu stellen, damit er selbst die für sich persönlich richtigen Antworten finden kann.

In vielen Fällen ist es zudem sinnvoller, mit einer Gruppentherapie zu beginnen. Wenn man Menschen ohne jede Therapieerfahrung fragt, lehnen die meisten eine Gruppentherapie ganz spontan ab.

«Was habe ich davon, wenn ich mir die Probleme von den ganzen anderen Leuten anhöre?», lautet die häufigste Begründung. «Außerdem werde ich davon noch mehr runtergezogen, wenn ich mir das ganze andere Leid anhören muss. Das will ich nicht.»

Dabei ist die Gruppentherapie eines der wichtigsten Therapieinstrumente in der Behandlung von Burnout und Depressionen.

Es geht nicht darum, sich die Probleme anderer anzuhören, sondern sich selbst und seine Probleme *durch die Augen der anderen wahrzunehmen*. Nirgendwo lernt man so gut, wie man selbst auf andere wirkt, als wenn man sich einer Gruppentherapie stellt. In einer therapeutisch begleiteten Gruppe erhalten die Patienten von den anderen Teilnehmern Rückmeldungen. So bekommen sie ihr eigenes Verhalten von verschiedenen Seiten gespiegelt.

Ein gutes Beispiel hierfür ist die Geschichte einer Frau von Anfang fünfzig, die unter einem Burnout litt und sich von ihrer Familie unverstanden und ausgenutzt fühlte. Die Patientin berichtete in der Gruppe, dass ihr Mann von ihr erwarte, ihm morgens immer seine Kleidung rauszusuchen, weil er selbst ja nicht in der Lage wäre, die passenden Hemden, Hosen und Krawatten auszuwählen. Ihr siebzehnjähriger Sohn sei immer nur frech, laufe in zerrissenen Hosen und T-Shirts rum, komme nicht rechtzeitig zum Essen und treffe sich immer mit unpassenden Freunden, die zum Teil arbeitslos wären und nur abhängen würden. Jedes Mal, wenn sie ihren Sohn zur Rede stellen wolle, falle ihr Mann ihr jedoch in den Rücken und meine, sie solle den Jungen in Ruhe lassen, solange er gute Zeugnisse mit nach Hause bringe – und das tat er. Sie selbst arbeitete in gehobener Position bei einer Versicherung und gab an, sie müsse sich trotz Vollzeitarbeit ganz allein um den Haushalt kümmern, ihr Mann und ihr Sohn täten gar nichts, die würden sich nur bedienen lassen.

Nachdem sie eine ganze Weile recht aufgebracht von sich erzählt hatte und die anwesenden, gleichaltrigen Frauen mitfühlend nickten, meinte einer der Männer, der ungefähr im Alter ihres Ehemannes war: «Bist du dir sicher, dass dein Mann das überhaupt will?» (In vielen therapeutischen Settings ist das «Du» der Patienten untereinander üblich.)

Sie starrte ihn erstaunt an. «Was meinst du damit?»

«Na ja, mich würde das nerven, wenn meine Frau mir immer

die Klamotten rauslegen würde und behauptet, ich wäre zu blöd dazu.»

Sie starrte ihn an. «Ich habe nie gesagt, dass mein Mann zu blöd dazu ist.»

«Du hast gesagt, er kriegt das nicht hin und du musst das immer machen. Was würde denn passieren, wenn du ihm die Klamotten nicht hinlegst? Schlägt er dich dann?»

Sie starrte ihn empört an. «Nein, natürlich nicht! Mein Mann ist ja kein Schläger. Wie kommst du darauf?»

«Na ja, warum machst du das dann? Du könntest ihm ja sagen, er soll sich seine Sachen gefälligst selbst raussuchen.»

«Dann zieht er irgendetwas an. Im schlimmsten Fall sieht er aus wie ein Clown!»

Jemand lachte kurz auf, dann herrschte betretenes Schweigen. Ich wartete eine Weile, aber da noch immer niemand etwas sagte, fragte ich als Therapeutin: «Was wäre denn so schlimm daran, wenn Ihr Mann sich wie ein Clown anzieht?» (Therapeuten bleiben in den meisten Settings beim «Sie», es gibt aber auch solche, in denen sich alle duzen.)

«Dann würde er sich doch unmöglich machen!», kam die Antwort wie aus der Pistole geschossen.

«Aber das ist doch sein Problem», warf der Mann ein, der sich von Anfang an mit ihrem Gatten solidarisiert hatte. «Was geht es dich an, ob er sich unmöglich macht?»

«Ja, und dann sagen die Nachbarn, die lässt ihren Mann rumlaufen wie einen Clown! Und dann bin *ich* unmöglich!», gab sie zurück.

«Ach, du *lässt* deinen Mann rumlaufen? Das erinnert mich irgendwie an einen kleinen Hund, der ein Mäntelchen angezogen kriegt!»

«Das finde ich jetzt sehr unangemessen!», gab sie verärgert zurück. «Mein Mann ist kein Hund.»

«Nö, aber irgendwie behandelst du ihn doch so.»

«Ich will nur verhindern, dass die Leute schlecht reden.»

«Also legen Sie Ihrem Mann gar nicht die Kleidung raus, weil er das will, sondern weil Sie Angst vor der Meinung der Nachbarn haben?», fragte ich.

«Nein, natürlich nicht, also … äh …»

Ich wartete eine Weile, aber da kam nichts mehr.

«Wovor haben Sie denn am meisten Angst?», fragte ich sie.

«Ich will doch nur, dass es allen gutgeht», sagte sie leise. Ihre zuvor noch feste, angespannte Stimme wurde auf einmal ganz weich, und wir sahen die aufsteigenden Tränen in ihren Augen blitzen.

«Aber es geht doch auch allen gut, wenn dein Mann sich wirklich wie ein Clown anzieht», sagte ihr Mitpatient jetzt deutlich mitfühlender.

«Was hast du denn für eine Ahnung!», presste sie hervor, und plötzlich liefen ihr Tränen über das Gesicht. Die Patientin neben ihr reichte ihr ein Taschentuch. Sie wischte sich die Tränen ab, dann fing sie stockend an, von ihrer Kindheit zu erzählen, von ihrem Vater, der sich nach dem Tod der Mutter in den Alkohol geflüchtet hatte und derart ungepflegt herumlief, dass er zum Gespött der Nachbarn wurde. Sie hatte als elfjähriges Kind sehr darunter gelitten, dann hatte sie begonnen, ihrem Vater morgens die Kleidung hinzulegen, damit er wenigstens nach außen hin den Schein wahren konnte.

«Ich muss mich immer um alles kümmern, keiner sieht, was ich leiste, dabei will ich doch nur, dass alles funktioniert und am Laufen bleibt», schloss sie ihre anrührende Erzählung.

«Weiß dein Mann das eigentlich?», wurde sie nun gefragt.

Sie schüttelte den Kopf. «Ich habe mich dafür immer so geschämt, ich habe das nie jemandem erzählt.»

«Aber du musst dich doch nicht dafür schämen, wenn du dich

schon mit elf Jahren um deinen Vater gekümmert hast, obwohl du unter dem Tod deiner Mutter genauso gelitten hast», sagte der Mitpatient, der sich anfangs so sehr mit ihrem Ehemann solidarisiert hatte.

«Ich bin mir sicher, dass dein Mann dir helfen möchte», fuhr er fort. «Aber dann musst du ihn auch lassen und Vertrauen haben.»

«Ich habe doch Vertrauen zu ihm», schluchzte sie und schnäuzte sich.

«Davon habe ich bisher aber nicht viel gemerkt», widersprach er. «Weißt du, irgendwie erinnerst du mich an meine Frau. Die jammert auch immer, ich soll mehr zu Hause machen, und wenn ich das dann tue, ist es ihr nie gut genug. Neulich habe ich die Handtücher von der Wäscheleine genommen, zusammengelegt und in den Schrank gepackt. Zehn Minuten später geht sie an den Schrank, faltet alle Handtücher, die ich gerade reingelegt habe, wieder auseinander und legt sie neu zusammen, weil ich die Kanten nicht richtig gefaltet hätte. Das ist doch krank!»

«Vielleicht waren sie ja wirklich nicht ordentlich zusammengelegt?»

«Von wegen. Ich habe es mal getestet und ein Handtuch vom Nachbarstapel, das sie selbst zusammengelegt hatte, unter meine gemogelt. Das hat sie auch wieder neu zusammengelegt.»

«Und hast du eine Ahnung, warum sie das macht?», fragte die Patientin, die es in diesem Augenblick zu genießen schien, dass der Fokus von ihr weg zu ihrem Mitpatienten schwang.

Er schüttelte nur den Kopf. «Manchmal denke ich, sie muss einfach meckern, sie kann nicht anders. Und ich nehme das dann einfach hin und sage mir, dann mache ich eben gar nichts mehr, dann hat sie wenigstens einen Grund zum Meckern.»

«Hast du sie jemals gefragt, warum sie so fixiert auf diese Handtuchgeschichte ist?»

«Nein, das war mir zu blöd. Das ist doch nichts, das man mit dem gesunden Menschenverstand begreifen kann!»

«Vielleicht steckt dahinter ja auch eine bislang unausgesprochene Geschichte», warf ich ein. «Etwas, das erklärt, warum Ihre Frau sich so und nicht anders verhält.»

«Vielleicht», sagte er leise, und ich bemerkte, dass es auch in seinen Augen feucht schimmerte. «Aber ich möchte jetzt nicht länger im Mittelpunkt stehen. Soll jemand anders weiter erzählen.»

Erst ein paar Sitzungen später war er in der Lage, sich selbst zu öffnen und seine Geschichte zu erzählen. Alles hatte vor rund zehn Jahren begonnen, als das einzige Kind des Ehepaares nur wenige Wochen nach der Geburt am plötzlichen Kindstod verstorben war. Sie hatten den Verlust nie thematisiert, sondern sich beide in ihre Arbeit geflüchtet. Vor ungefähr drei Jahren hatte seine Ehefrau ihre Arbeit verloren, da die Zweigstelle ihrer Firma in ihrem Wohnort geschlossen wurde. Sie hätte die Möglichkeit gehabt, in einer anderen Filiale der Firma, rund einhundert Kilometer weiter entfernt, übernommen zu werden, aber das hätte bedeutet, Wochenendfahrerin zu werden. Da sein Gehalt für den gemeinsamen Unterhalt ausreichte, hatte er ihr vorgeschlagen, als Hausfrau zu Hause zu bleiben, und sie war darauf eingegangen. Allerdings spürte er selbst, dass seine Frau unzufrieden war, er selbst fühlte sich ebenfalls überlastet, da er nun vermehrt Überstunden machte, um den bisherigen finanziellen Standard zu halten. Es gab schon lange keine richtige Gesprächsgrundlage mehr. Sie stritten sich lieber über den Alltag, anstatt über die Dinge zu reden, die sie seit Jahren belasteten und tief im Innersten verborgen gehalten wurden.

Natürlich konnte die kurze Gruppentherapie in der psychosomatischen Rehaklinik die Probleme beider Patienten nicht lösen, aber der erste Schritt zur Erkenntnis, wo die Ursachen liegen könnten, war getan, und beide – sowohl die Patientin, die im Grunde noch immer an den Ängsten aus ihrer Kindheit litt, also auch der Patient, der niemals über den Verlust des einzigen Kindes hinweggekommen war – begriffen, dass es ein Zeichen von Stärke sein konnte, sich therapeutische Hilfe zu holen und derartige Probleme aufzuarbeiten. Deshalb wurde beiden nach der Entlassung eine ambulante Psychotherapie empfohlen, um die Problematiken langfristig zu bearbeiten.

Der Vorteil in einer Gruppentherapie liegt darin, dass die Betroffenen hier ganz vorurteilsfrei erleben können, wie ihr Verhalten auf andere wirkt – es kommt zu Identifikationen mit den unterschiedlichen Rollen innerhalb der Gruppe. Dadurch ergibt sich die Chance, den Konflikt neu zu bewerten, denn die Gruppenmitglieder sind Fremde, keine Freunde. Vor ihnen muss man nicht krampfhaft das Gesicht wahren oder die Rolle aufrechterhalten, die man in seiner eigenen Familie spielt. In diesem Beispiel konnten beide Seiten – die Patientin und der Patient, der sich mit ihrem Mann identifizierte – erkennen, was die tatsächlichen Ursachen ihres Kummers waren. Im Grunde hatten sie es immer gewusst, aber es war so tief in der eigenen Seele verschlossen, dass sie es von sich aus niemals mit der aktuellen Situation in Verbindung gebracht hätten.

Die Verdrängung solcher Ursachen ist eigentlich eine große Leistung, die dabei hilft, weiter zu funktionieren. Aber irgendwann ist der Zeitpunkt erreicht, an dem der Druck zu groß wird. Sobald man psychosomatische Beschwerden bekommt, ist es notwendig, nach den Ursachen zu forschen und das Übel an der Wurzel zu packen. In solchen Fällen kann eine Gruppentherapie der ideale Einstieg für eine spätere ambulante Einzeltherapie sein.

Psychoedukation

Ein Beispiel für eine Gruppe mit einem lerntechnischen Ansatz ist die Psychoedukation. Psychoedukationsgruppen sollen Patienten zu Experten für ihre eigene Erkrankung machen. Sie sollen alles über ihre Symptome und die Behandlung lernen, damit sie mit ihrem Arzt auf Augenhöhe über Behandlungsmethoden und Medikamente sprechen können.

Psychoedukationsgruppen sind besonders wichtig auf Stationen für Menschen mit Psychosen, denn bei dieser Erkrankung hat die medikamentöse Behandlung den höchsten Stellenwert. Aber auch Menschen mit Depressionen, Manien und anderen Erkrankungen, die gut auf medikamentöse Behandlung ansprechen, profitieren von einer Psychoedukation.

Es gibt verschiedene Arten der Psychoedukation. Die meisten dieser Gruppen arbeiten ein festgelegtes Manual ab, das genau auf die Diagnosegruppe abgestimmt ist. Es gibt vorgefertigte Arbeitshefte mit Bildern, Diagrammen und kurzen Übungen.

Für einen Gruppenleiter ist die diagnoseübergreifende Psychoedukation auf einer Aufnahmestation besonders anspruchsvoll. Sie funktioniert ohne Manual und baut vor allem auf das Fachwissen und die Flexibilität des Gruppenleiters. Optimal ist es, so eine Gruppe zu zweit zu leiten, um sich gegenseitig zu unterstützen.

Auf unserer Aufnahmestation wurde die Psychoedukation folgendermaßen durchgeführt: Alle Patienten, die halbwegs gruppenfähig waren, kamen gemeinsam in einem Raum zusammen, in dem wir eine Flipchart vorbereitet hatten. Dann durften die Patienten alles fragen, was ihnen zu ihrer Erkrankung (oder auch zu der von Mitpatienten) einfiel.

Eine typische Frage lautete beispielsweise, warum Schizophrene Stimmen hören. Oft hatten wir das Glück, dass sich bereits erfahrene Patienten im Raum befanden, die den Neuankömmlingen mit ihren eigenen Worten erklärten, was die Ursache ist. Das war auch für uns Therapeuten spannend, denn Patienten können so etwas oft sehr originell und leicht verständlich erklären. So beschrieb ein Patient den religiösen Wahn, den er selbst erlebt hatte, folgendermaßen:

«Ich habe da ein Problem mit meinen Botenstoffen im Gehirn. Die bringen falsche Nachrichten zum Ohrenzentrum, und mein Gehirn macht daraus dann die Stimme Gottes. Aber das ist gar nicht die Stimme von Gott, das sind nur meine eigenen Gedanken, die dann laut werden. Ich höre das manchmal immer noch, aber ich weiß jetzt, dass das nicht die Stimme von Gott ist.»

«Woher weißt du das?», fragte ein anderer Patient.

«Weil Gott alles weiß. Ich habe die Stimme beim vorletzten Wochenendurlaub gefragt, wann die S-Bahn kommt. Das wusste sie nicht. Gott hätte das aber gewusst.»

«Vielleicht hatte Gott gerade keinen Fahrplan dabei!», rief ein vorwitziger Patient dazwischen.

«Gott weiß alles», betonte der gläubige Patient. «Er hätte das gewusst. Aber das war nur in meinem Kopf.»

«Oder es ist ein Zeichen dafür, wie unberechenbar die Bahn ist», rief ein weiterer, und alle, auch der Betroffene, brachen in Gelächter aus.

Manchmal gleiten solche Gruppen auch ein wenig ab, dann kommt es auf das Fingerspitzengefühl des Leiters an, die Diskussion unter den Patienten nicht abzuwürgen, sondern zu moderieren. Ein Patient fragte mal, ob «narzisstische Persönlichkeit» von Nazi käme. Wir klärten ihn über die tatsächliche Wortherkunft auf, die sich vom selbstverliebten Jüngling Narziss der griechischen Mythologie ableitet, woraufhin er meinte, dass das doch passe – die Nazis seien doch auch Narzissten gewesen.

«Die alten Griechen hatten noch gar keine Nazis», warf ein anderer ein. «Die hatten nur die Olympischen Spiele.»

«Aber die hatte Hitler auch», widersprach der erste.

«Die gibt es noch heute, ganz ohne Nazis», sagte ein Dritter. «Aber bestimmt sind viele Sportler auch Narzissten, weil die immer im Mittelpunkt stehen wollen.»

«Dann ist es also gar nicht schlecht, wenn jemand Narzisst ist?», fragte der erste wieder. «Die können auch erfolgreich sein?»

Wir bejahten dies und suchten nun nach Beispielen von erfolgreichen Menschen mit verschiedenen psychiatrischen Erkrankungen.

Ein Patient führte sofort den inzwischen verstorbenen Prinz Claus von Holland auf. «Der hatte auch eine Depression. Ich habe die gleiche Krankheit wie der Prinz Claus!» So wie er es sagte, klang es, als fühle er sich dadurch gleich ein bisschen mitgeadelt.

Es ist übrigens ein beliebtes Spiel unter Patienten und Therapeuten, sich die Biographien von berühmten Persönlichkeiten anzusehen und dort nach psychischen Erkrankungen zu suchen. Man findet berühmte Dichter, Maler, Musiker und sonstige Prominente. Diese Beispiele helfen den Patienten dabei, ihre Erkrankung besser zu akzeptieren – es zeigt ihnen, dass sie durch ihre Krankheit keine Menschen zweiter Klasse sind, sondern dass sie in bestimmten Situationen einfach nur ein bisschen besser auf sich achten müssen als gesunde Menschen.

Zum Abschluss einer Psychoedukationsgruppe sollte jeder Patient einen eigenen «Notfallplan» erstellt haben, der für ihn persönlich gilt. Darauf werden dann Stressoren notiert und eine stufenweise Handlungsanleitung, wie man den Stress, der zum Rückfall führen kann, bemerken und bekämpfen kann. Außerdem lernen die Patienten, ihre Frühwarnsymptome zu erkennen. Im besten Fall werden auch die Angehörigen mit ins Boot geholt. So kann ein Betroffener bereits bei kleinsten Anzeichen der Verschlechterung den Arzt aufsuchen und rechtzeitig eine Anpassung seiner Medikation vornehmen lassen, ehe es zu einem echten Rückfall kommt.

Indikative Gruppen

Unter indikativen Gruppen versteht man Therapiegruppen, die auf ein spezielles Problem zugeschnitten sind, das alle Gruppenteilnehmer gemeinsam haben. Das Problem, beispielsweise eine Phobie, ist dann die Indikation (daher der Name), an dieser Gruppe teilzunehmen. Sie kommen klassischerweise in der Verhaltenstherapie zum Einsatz.

Bei einigen dieser Gruppen wird nicht nur geredet, sondern es werden auch gemeinsame Ausflüge gemacht, auf denen es dann «Aufgaben» zu bewältigen gibt. In meiner Studienzeit hatte ich die Möglichkeit, zwei solcher Gruppen zu begleiten. Bei der ersten Gruppe litten die Teilnehmer unter sozialen Phobien, d. h., sie hatten große Angst vor Menschenansammlungen und davor, an die Öffentlichkeit zu treten.

Der Gruppenleiter hieß Ernst. Er war Diplompsychologe, fast zwei Meter groß und trug gern Strickpullis mit skandinavischen Mustern. Er hatte halblanges dunkelblondes Haar, das sich im Nacken kringelte, und einen Vollbart, was ihm ein wikingerartiges Aussehen verlieh. Trotz seiner imposanten Erscheinung war seine Stimme sehr sanft und freundlich. Neben den Gesprächen und «Trockenübungen» im Gruppenraum, die auch Rollenspiele umfassten, vertrat Ernst die Auffassung, dass man das Gelernte auch regelmäßig in der freien Wildbahn umsetzen müsste. Und da kannte Ernst keine Hemmungen.

Einer dieser Ausflüge führte uns in die Innenstadt. Wir, das waren die sechs Patienten, Ernst und ich. Bereits das U-Bahn-

Fahren war für eine Patientin namens Susi, eine zierliche junge Frau von gerade mal dreiundzwanzig Jahren, ein Problem. Beinahe hätte sie angefangen zu hyperventilieren, aber Ernst kümmerte sich die ganze Zeit fürsorglich um sie, bis wir schließlich den Hauptbahnhof erreichten. Er scheute sich nicht, mit ihr in der U-Bahn einfache Atemübungen zu machen, ganz gleich, ob irgendjemand guckte oder nicht. Wenn Ernst, der große starke Teddybär, wie er heimlich von den Patientinnen genannt wurde, dabei war, fühlten sie sich sicher.

Ernst hatte uns nicht erzählt, was er vorhatte. Das gehörte für ihn zur Therapie dazu. Man kann nicht immer die Kontrolle behalten, man kann nur versuchen, seine antrainierten Strategien zur Angstbewältigung umzusetzen. Als Erstes betraten wir ein großes Kaufhaus. Es war elf Uhr vormittags, um diese Zeit war noch nicht so viel los.

«Also, jetzt werde ich euch zeigen, wie man unsichtbar wird, auch wenn man im Mittelpunkt steht», erklärte er. «Ich mache den Anfang, und danach probiert ihr es aus.»

Wir warteten gespannt, dann ging Ernst direkt auf eine Rolltreppe zu, die von oben kam. Er stellte sich so dicht vor die Rolltreppe, dass alle Menschen, die runterfuhren, links oder rechts an ihm vorbeigehen mussten. Dabei breitete er auch noch die Arme aus wie ein Verkehrspolizist, der den Durchgang versperrt.

Das war der Moment, in dem ich anfing, mich fremdzuschämen, denn das widersprach allem, was ich an Höflichkeit im Umgang mit Mitmenschen gelernt hatte. Ich sah zu den Patientinnen und Patienten, die neben mir standen, und konnte in ihren Augen dieselben Gefühle lesen.

Wir alle erwarteten, dass es einen Konflikt geben müsste, irgendwer würde ihn bestimmt anpflaumen, was das denn solle. Aber nichts dergleichen passierte. Die Menschen gingen einfach rechts und links an ihm vorbei und begnügten sich mit irritierten

Blicken oder einem diskreten Kopfschütteln. Keiner sprach ihn an, keiner stellte ihn zur Rede.

«So», sagte Ernst, nachdem er etwa eine Minute so vor der Rolltreppe gestanden hatte. «Jetzt seid ihr dran. Ihr müsst die Arme nicht ausbreiten, wenn euch das zu viel ist. Aber jeder wird jetzt für sechzig Sekunden vor der Rolltreppe an dieser Stelle stehen bleiben.» Er tastete nach seiner Armbanduhr. «Ich stoppe die Zeit.» Dann sah er mich an. «Willst du anfangen?»

Von «Wollen» konnte keine Rede sein, aber ich fühlte mich als begleitende Studentin verpflichtet, mit gutem Beispiel voranzugehen.

Allerdings verzichtete ich darauf, die Arme auszubreiten, das war mir dann doch zu viel. Gleichzeitig bemühte ich mich, stoisch auf irgendeinen Punkt ganz weit weg zu gucken, damit ich bloß keinen Blickkontakt zu den Leuten, denen ich im Weg stand, aufnehmen musste. Obwohl ich vom Verstand her wusste, dass die Leute mit großer Wahrscheinlichkeit auch einfach so an mir vorbeigehen würden und das Schlimmste, was passieren konnte, ein Anranzer war von wegen «Müssen Sie hier unbedingt im Weg stehen», fühlte ich mich sehr unwohl, so bewusst gegen alle Regeln der Höflichkeit zu verstoßen.

Natürlich sprach mich niemand an. Auch nicht die Patienten, die nach und nach an die Reihe kamen. Einer, Patrick, der als Letzter drankam, war inzwischen sogar so mutig, die Arme auszubreiten, wie Ernst es getan hatte.

Als Nächstes marschierten wir zum Rathausmarkt. Inzwischen war es Mittag geworden.

«Also», verkündete Ernst. «Jetzt benehmen wir uns mal richtig verrückt. Und ihr werdet sehen, das schert hier keinen Menschen. Ich fang mal an.»

Und schon drehte er sich wie wild im Kreis, schlug mit den Armen und brüllte dabei: «Humba, Humba!»

Im ersten Moment erstarrten wir. Das durfte doch nicht wahr sein! Aber dann fing Susi an zu lachen, und wir anderen stimmten ein. Es sah auch wirklich zu komisch aus.

«Los, alle mitmachen!», rief Ernst.

Es ist erstaunlich, wie schwer es einem fällt, sich mitten auf der Straße derart unkonventionell zu benehmen, wenn man immer gelernt hat, sich ruhig und unauffällig zu verhalten. Die ersten Versuche waren noch recht zaghaft, aber irgendwann machten alle mit, und es fühlte sich an, als würde ein wildes Urwaldvolk irgendeinem schamanischen Gott huldigen.

Am Ende lachten wir alle. Ein paar Passanten waren stehen geblieben und guckten. Vielleicht dachten sie, das wäre ein neues Straßentheater. Aber niemand stellte Fragen. Leider warf uns auch niemand Geldstücke zu.

In der nächsten Sitzung waren die Gefühle der Patienten bei diesen Übungen Thema. Wie hatte es sich angefühlt? Wann war die Angst dem Triumph, etwas geschafft zu haben, gewichen? Und welche Folgen hatten diese Erlebnisse für das künftige Leben?

Natürlich waren damit nicht alle Probleme der Teilnehmer gelöst, aber jeder nahm daraus etwas Positives mit. Auch wenn es einen Unterschied ausmacht, ob man in der Gruppe unterwegs ist oder allein. Später begleitete Ernst noch Übungen, in denen die Teilnehmer auf sich allein gestellt waren. Die waren aber nicht so exotisch. Dabei ging es eher darum, allein an einen Ort zu gehen, den man fürchtete, obwohl es gar keinen realen Grund zur Furcht gab.

Nachdem ich mit Ernst einen der unkonventionellsten Psychologen kennengelernt hatte, begleitete ich ein paar Wochen später eine Gruppe, die von Dagmar geleitet wurde. Auch Dagmar war Diplompsychologin, und die Gruppe, an der ich teilnahm, bestand aus Patienten, die Angst vor Insekten und Krabbelgetier hatten. Eigentlich sagt man diese Ängste ja Frauen nach. Tatsächlich wies Dagmars Gruppe ein ziemlich ausgeglichenes Geschlechterverhältnis auf. Von den zwölf Teilnehmern waren immerhin fünf männlich.

Dagmar arbeitete zunächst mit Gummitieren, die sie im Scherzartikelbedarf und in Spielzeugläden erworben hatte. Die Teile sahen unterschiedlich echt aus. Einige waren so lebensnah gestaltet, dass es den Patienten schwerfiel, sie überhaupt vor sich auf dem Tisch liegen zu haben, obwohl sie vom Verstand her wussten, dass es sich nur um farbiges Gummi handelte.

Im Laufe der Therapie, in der die Ängste immer wieder zum Gesprächsthema wurden, fiel es den Patienten immer leichter, die Gummitiere anzufassen. Ein Ziel bestand auch darin, herauszufinden, wofür die Ängste eigentlich standen.

Den Abschluss der Therapie bildete der gemeinsame Besuch eines Terrariums. Zwar fühlten sich einige der Patienten noch immer unwohl, die riesigen Vogelspinnen und Schlangen durch die Scheiben zu betrachten, aber sie gerieten nicht mehr in Panik. Die antrainierten Schutzmechanismen funktionierten. Ob es allerdings auch dafür reichte, Spinnen aus dem Bad zu entfernen, habe ich nie erfahren.

Dies sind nur zwei unterhaltsame Beispiele für indikative Gruppen. Es gibt noch zahlreiche andere Formen der Gruppentherapie.

Auch bei der Behandlung von Essstörungen und in der Suchttherapie sind Gruppen ein wichtiges Therapieinstrument. Die Betroffenen sind unter ihresgleichen, sie müssen sich nicht schämen, aber sie können sich auch nicht mehr hinter den eigenen Lügen verstecken. Die übrigen Teilnchmer würden das sofort aus eigener Erfahrung heraus durchschauen und die Patienten damit konfrontieren. Das wiederum ist ein Grund, warum manche Patienten eine Gruppentherapie ablehnen. Sie können es (noch) nicht ertragen, dass ihre bisherigen Verleugnungsstrategien nicht mehr greifen. In solchen Fällen ist es sinnvoll, die Betroffenen durch Einzelgespräche auf die Gruppe vorzubereiten, um Ängste und Blockaden abzubauen.

Manchmal bleibt es auch bei einer Einzeltherapie. Dann bedarf es eines sehr erfahrenen Therapeuten, der behutsam mit dem Patienten arbeitet und sich nicht damit begnügt, nur ein bisschen an der Oberfläche zu kratzen. Es gibt nämlich auch Patienten, die sehr geschickt darin sind, jahrelang Therapie zu machen, ohne eine Veränderung zu erreichen, weil sie niemals wirkliche Nähe zulassen. In solchen Fällen sollte die Indikation zur Einzeltherapie immer wieder hinterfragt werden.

Also, sollten Sie jemals in einer Klinik das Angebot bekommen, an einer Gruppentherapie teilzunehmen – und dies könnte Ihnen sogar in einer ganz normalen internistischen oder chirurgischen Klinik passieren, zum Beispiel bei Schmerzbewältigungsgruppen für chronische Schmerzpatienten –, scheuen Sie sich nicht, es einfach mal auszuprobieren. Die meisten Leute profitieren von der richtigen Gruppe. Und wenn Sie sich nicht wohlfühlen, können Sie ja immer noch aussteigen.

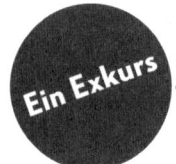 **– Therapie in der forensischen Psychiatrie**
Folge 1

Im Prinzip werden in der Forensik die gleichen Therapieformen wie in der Allgemeinpsychiatrie angewendet. Allerdings gibt es keine gemeinsamen Ausflüge in Kaufhäuser oder Terrarien, und im Mittelpunkt steht meistens die Auseinandersetzung mit den eigenen Täteranteilen. Aber genau das ist oftmals ein Problem, denn gerade in der Forensik achten die Patienten sehr auf ihre Persönlichkeitsrechte.

Ich hatte mal einen Patienten, der drohte uns mit seinem Anwalt, als wir ihm im Rahmen der Visite vorschlugen, an der neugegründeten Indikationsgruppe für Sexualstraftäter teilzunehmen.

«Da mache ich nicht mit!», schrie er. «Und wenn Sie hier auch nur einem anderen Patienten verraten, was mein Delikt ist, sehen wir uns vor Gericht wieder!»

Unser Chefarzt versuchte, mäßigend auf den Mann einzureden, ihm die Chancen darzulegen, die sich daraus ergeben könnten, doch das hatte nur zur Folge, dass der Patient immer weiter in Rage geriet und wir schon befürchteten, er könne uns gleich an die Kehle gehen (was er natürlich nicht tat – da wusste er sich sehr gut zu beherrschen).

Drei Tage später lag uns ein Schreiben seines Anwalts vor, in dem wir aufgefordert wurden, seinen Mandanten nicht länger mit derartigen Therapieangeboten zu «belästigen». Des Weiteren dürfe die legitime Ablehnung seines Mandanten, an dieser Therapieform teilzunehmen, keine negativen Konsequenzen für seine prognostische Einschätzung haben.

Unser Chefarzt übergab den Fall der Rechtsabteilung, die in solchen Fällen ärztliche Stellungnahmen in juristische Anwaltsschreiben verwandelt. Unsere Rechtsabteilung antwortete sinngemäß, dass es selbstverständlich keine negativen Folgen hätte, wenn der Patient eine Therapieform ablehne, allerdings liege dann auch keine positive Entwicklung vor – die sei nämlich nur zu erwarten, wenn er bereit sei, sich mit seinem Delikt auseinanderzusetzen.

Wieder vergingen einige Tage, dann kam das nächste Schreiben des Anwalts (der übrigens kostenlos gestellt wird, da jeder Strafgefangene – egal ob in Haft oder in der forensischen Psychiatrie – das Recht auf einen Pflichtverteidiger während der Strafvollstreckung hat). Er forderte für seinen Mandanten einen externen Therapeuten für eine Einzeltherapie an, mit der Begründung, sein Mandant habe das Vertrauen in den Maßregelvollzug verloren.

Wir ließen die Sache durch die Rechtsabteilung prüfen – und lehnten zunächst ab. Es gäbe genügend Therapeuten im Maßregelvollzug, die bislang noch nicht mit diesem Patienten gearbeitet hätten und ihm unvoreingenommen entgegentreten würden.

Das nächste Schreiben des Anwalts ging daraufhin an die Strafvollstreckungskammer des Gerichts – der Patient warf uns vor, wir würden ihm keine adäquate Therapie anbieten. Über die tatsächlichen Angebote und die beständig ablehnende Haltung des Patienten wurde natürlich kein Wort verloren.

Es gibt übrigens auch Anwälte, die wenden sich direkt an die Presse – das sind besonders unangenehme Zeitgenossen, weil sie ihre Mandanten als Opfer darstellen, aber einen wesentlichen Teil der Wahrheit verschweigen. Ein Teil dieser Wahrheit besteht oft darin, dass sie mit ihren Anträgen auf dem normalen Rechtsweg gescheitert sind, weil sie nicht haltbar waren.

Und es wird auch nicht verraten, dass die Patienten in der Forensik sind. Es wird nur von «geschlossener Psychiatrie» gesprochen, was den Eindruck vermittelt, hier wäre ein harmloser Bürger einfach so «weggesperrt» worden. Das zielt natürlich auf die Urängste der Menschen. Jeder hat Angst davor, einfach von allmächtigen Psychiatern für verrückt erklärt und «weggesperrt» zu werden. Wenn die Pressevertreter dann in der Klinik nachfragen, dürfen die Ärzte sich wegen ihrer Schweigepflicht nicht äußern. Sie dürfen auch nicht verraten, welches Delikt der Unterbringung zugrunde liegt.

Ein geschickter Anwalt oder ein voreingenommener Journalist kann das dann so darstellen, als hätte die Klinik etwas zu verbergen. Wenn die Kliniksprecher daraufhin vorschlagen, sie würden konkrete Angaben machen, sofern der Betroffene sie von der Schweigepflicht entbindet, gibt es großes Geschrei – die Ärzte wollen die Persönlichkeitsrechte des Betroffenen wohl schmälern! Er habe genauso ein Recht auf die Wahrung der Schweigepflicht wie jeder andere!

Ja, das hat er – aber wenn man auf der einen Seite Halbwahrheiten nach außen trägt und die andere Seite durch die Schweigepflicht mundtot macht, ist eine seriöse Berichterstattung durch die Medien eigentlich nicht mehr möglich.

Daran sollte man immer denken, wenn man als Fernsehzuschauer oder Zeitungsleser mal wieder von irgendwelchen Horrorgeschichten aus der Psychiatrie hört.

In unserem Beispiel wendete der Anwalt sich nicht an die Presse. Nach langem Hin und Her zwischen seinem Anwalt, der Rechtsabteilung und dem Gericht wurde dem Patienten schließlich ein externer Therapeut zugestanden.

Leider kam es bereits nach wenigen Sitzungen zum Zerwürfnis mit dem neuen Therapeuten, und der Patient forderte einen weiteren externen Behandler. Nach drei verschlissenen Therapeuten und zwei Jahren voller Dienstaufsichtsbeschwerden gegen die Klinik erkannte er schließlich, dass er mit diesem Gebaren auf Dauer keine Fortschritte in Richtung Entlassung machen würde, denn das, was er zunächst als Waffe gegen uns in der Hand zu halten glaubte, erwies sich als Bumerang. In den alljährlichen Stellungnahmen wurde das Unvermögen des Patienten, sich auf eine Therapie einzulassen, obwohl man ihm bereits mit mehreren externen Therapeuten entgegengekommen war, immer wieder thematisiert.

Schließlich war es sein eigener Anwalt, der ihn davon überzeugte, sich doch auf die Gruppentherapie einzulassen, nachdem andere Patienten, die von Anfang an dabei gewesen waren, bereits erste Lockerungen erhalten hatten. Ich hatte den Eindruck, dass der Anwalt inzwischen genug davon hatte, andauernd sinnlose Anträge zu stellen. So hoch ist das Honorar eines Pflichtverteidigers nämlich auch nicht.

An diesem Beispiel sieht man, wie groß die Angst und auch die innere Abwehr vieler Forensik-Patienten ist, sich mit ihren eigenen Täteranteilen auseinanderzusetzen. Auch das ist ein prognostisches Instrument – je schneller ein Patient dazu bereit ist, sich einer Gruppentherapie zu stellen und dann auch konstruktiv mitzuarbeiten, anstatt die Sitzungen einfach nur auszusitzen, umso größer die Chance, etwas zu bewirken. Je ablehnender die Haltung, umso geringer die Wahrscheinlichkeit, dass er überhaupt resozialisierbar ist.

Je verachtenswerter das Delikt von der Gesellschaft wahrgenommen wird, umso mehr schämen sich die Patienten übrigens dafür. Ich habe schon Vergewaltiger kennengelernt, die lieber behaupteten, sie hätten jemanden umgebracht, weil das besser in ihr eigenes Selbstwertgefühl passte, als ihr tatsächliches

Delikt zuzugeben. Wenn so jemand dann plötzlich an der Gruppe für Sexualstraftäter teilnehmen muss, zerbricht alles in ihm. Nun kann er sein Delikt nicht länger vor allen anderen verstecken und sinkt in der Hierarchie einige Stufen nach unten. Aber es ist unumgänglich, sich seinen Taten zu stellen und die Verantwortung dafür zu übernehmen.

Es gibt wohl kaum eine Straftat, die von der Gesellschaft mehr verachtet wird als der sexuelle Missbrauch von Kindern. Allerdings ist «Kinderschänder» ein sehr unspezifischer Begriff. Man muss genau unterscheiden, unter welchen Bedingungen der Missbrauch stattgefunden hat, um eine sinnvolle Therapie anbieten zu können.

Es gibt zwei grundsätzlich unterschiedliche Typen von pädosexuellen Straftätern.

In unserer Gesellschaft hat man meist das Bild vom gewalttätigen Vergewaltiger und Missbrauchenden vor Augen. Opfer von derartigen Gewalttaten sind überwiegend Mädchen, seltener Jungen. Der Täter kommt häufig aus dem Bekanntenkreis, spektakuläre Überfälle und Entführungen auf der Straße sind weitaus seltener, auch wenn sie uns durch die damit verbundene Medienberichterstattung als sehr präsent erscheinen.

Diese Kinder werden schwer traumatisiert, es geht dem Täter darum, seine Machtphantasien auszuleben, und dass er sich an einem Kind vergreift, liegt oft daran, dass er sich nicht an erwachsene Frauen herantraut – sie könnten ja zurückschlagen.

Einmal erzählte mir ein solcher Täter in einer Therapiesitzung, wie sein erster Versuch, eine Frau zu vergewaltigen, damit endete, dass sie ihn verprügelte. Danach vergriff er sich lieber an kleinen Mädchen. Manchmal braucht man echt starke Nerven, um derartige Eröffnungen ertragen zu können, ohne sich etwas anmerken zu lassen.

Typisch für diese Täter ist die Tatsache, dass sie mit erwachsenen Frauen normale Beziehungen haben können, oft haben sie auch Kinder. Ob diese Kinder zu ihren eigenen Opfern werden, ist von vielen Faktoren abhängig. Eine Mutter, die «wegsieht», weil sie vom Partner finanziell und emotional abhängig ist, ist nur eine mögliche Ursache für einen jahrelang unbemerkten sexuellen Missbrauch im Familienkreis.

Der Unterschied zwischen dieser Sorte «Kinderschänder» und «normalen Vergewaltigern» liegt einfach nur darin, dass es für sie leichter ist, Kinder zu vergewaltigen. Die Therapie muss also den Ansatz verfolgen, die sexualisierte Gewalt des Patienten in den Griff zu bekommen. Die meisten dieser Täter landen übrigens NICHT im Maßregelvollzug, sondern kommen ins Gefängnis, wo es ebenfalls spezielle, psychologisch geleitete Therapieangebote gibt.

Viele Menschen glauben, dass Kastration eine echte Therapiealternative für Sexualstraftäter wäre. Dem muss ich leider widersprechen. Ich hatte mal einen Patienten, der in den frühen achtziger Jahren wiederholt kleine Mädchen vergewaltigt hatte. Er wurde gefasst, kam in Haft und anschließend in die Sicherungsverwahrung. Nach etlichen Jahren in der Sicherungsverwahrung stellte er den Antrag, sich kastrieren zu lassen, damit er wieder resozialisiert werden könne. Nach langem Hin und Her gelang es ihm schließlich, diesen Antrag auf dem Klageweg durchzusetzen, und es wurde eine Orchiektomie (Entfernung der Hoden) vorgenommen. Daraufhin wurde der Mann aus der Sicherungsverwahrung entlassen. Eine Weile ging alles gut, und er führte ein unauffälliges Leben. Irgendwann zog er jedoch in eine andere Stadt, suchte dort einen Arzt auf, erklärte ihm, er hätte vor Jahren Hodenkrebs gehabt, weshalb man ihm die Hoden entfernt hätte, und ließ sich Testosteron verordnen, um wieder Erektionen zu haben.

Ein paar Monate später saß er wieder ein – diesmal im Maß-regelvollzug –, denn er hatte erneut ein Kind vergewaltigt. Die Gefahr lässt sich also grundsätzlich nicht durch Kastration beseitigen, da es nicht um Sexualität im eigentlichen Sinne geht, sondern um Machterleben, indem Sexualität als Waffe eingesetzt wird.

Anders ist es bei triebdämpfender Medikation, wenn Patienten diese zusätzlich zu einer Therapie erhalten und sie ihnen hilft, sich besser zu kontrollieren. Das funktioniert aber nur als zweiter Schritt. An erster Stelle muss immer der Wunsch des Täters stehen, künftig keine Straftaten mehr zu begehen.

Von dieser Patientengruppe müssen die «Kernpädophilen» unterschieden werden. Jeder Mensch hat eine sexuelle Orientierung, die meisten sind heterosexuell, einige sind homosexuell oder bisexuell, und noch andere sind leider pädophil – und diese letzte Gruppe hat ein echtes Problem. Es bedeutet, dass sie nur durch den sexuellen Kontakt mit Kindern oder bei pädosexuellen Masturbationsphantasien zum sexuellen Höhepunkt kommen können. Es ist ihre angeborene Sexualität – und die ist genauso wenig «wegtherapierbar» wie eine Homosexualität.

Viele der betroffenen Männer leiden darunter – sie wissen, dass sie Kindern mit der Auslebung ihrer Phantasien schaden würden, *und tun es definitiv nicht!* Es gibt Therapieprojekte für Patienten, die zwar pädophil sind, aber niemals ein Kind missbrauchen würden. Das Schlimmste für diese Menschen ist, dass sie ihre Neigung nicht einfach «ablegen» können. Sie wollen sie nicht haben, aber sie können es sich nicht aussuchen.

Die Pädophilie an sich ist keine Straftat, weil niemand etwas für diese Veranlagung kann – strafbar ist der Missbrauch von Kindern. Das muss man sich immer wieder klarmachen.

Ein Mann, der unter einer Pädophilie leidet, aber genau weiß, dass er Kindern damit schadet, und diesen Trieb nicht ausleben will, sondern dagegen ankämpft, verdient Hilfe. Er ist kein Straftäter. Genauso wenig, wie ein heterosexueller Mann ja auch nicht automatisch ein Vergewaltiger ist.

Leider wird das in unserer Gesellschaft immer wieder verwechselt und macht es den Betroffenen, die noch nie einem Kind etwas getan haben, schwer, aus dem Dunkel herauszutreten und professionelle Hilfe zu finden.

Kriminell wird diese sexuelle Orientierung erst, wenn der Kernpädophile tatsächlich zum Missbrauchenden wird. Solange er sich aus einem Bademodenkatalog die Fotos von leichtbekleideten Kindern ausschneidet und davor masturbiert, hat er – auch wenn es für viele Menschen eine ekelerregende Vorstellung ist – eine Lösung gefunden, die niemandem schadet. Aber bereits der Besitz von Kinderpornos ist eine kriminelle Tat, da für ihre Herstellung Kinder missbraucht wurden, und erst recht der tatsächliche sexuelle Missbrauch.

Der Kernpädophile geht beim Missbrauch viel subtiler vor als der pädosexuelle Vergewaltiger. Der Kernpädophile redet sich gern ein, den Kindern etwas Gutes zu tun, und geht ganz langsam und vorsichtig eine Beziehung mit dem Opfer ein. Typisch ist das folgende Schema: Zunächst muss das richtige Opfer gefunden werden. Die bevorzugte Zielgruppe sind überwiegend Jungen, sie machen rund 90 Prozent der Opfer von Kernpädophilen aus.

Kernpädophile sind auch auf eine bestimmte Altersgruppe fixiert. Je jünger diese Altersgruppe ist, umso schlechter die Prognose für die Therapie. So gibt es Männer, die auf Kinder unter fünf Jahren fixiert sind, während andere auch mit Kindern über vierzehn Jahren sexuelle Höhepunkte erreichen können. In solchen Fällen ist es den Betroffenen manchmal möglich, ihre Vorlieben auf Volljährige zu übertragen, die an einvernehmlichen Beziehungen interessiert sind.

Ein beliebtes «Jagdrevier» für Kernpädophile sind Läden, in denen Computerspiele von den Kunden ausprobiert werden können. Die beste Zeit für die «Jagd» ist der Vormittag, denn um diese Zeit treiben sich dort oft Schulschwänzer rum, und die sind eine ideale Beute. Der Kernpädophile spricht einen geeigneten Jungen an, kommt mit ihm über das Computerspiel ins Gespräch, erzählt ihm, dass er auch so eine tolle Anlage zu Hause hat, und fragt den Jungen, ob er die mal sehen möchte. Wenn der Junge ja sagt, kommt der große Kniff – der Kernpädophile nimmt den Jungen NICHT sofort mit nach Hause, sondern meint, er müsse doch erst einmal seine Eltern kennenlernen, schließlich sei er ja ein Fremder. (Das Gleiche funktioniert auch, wenn er den Jungen am Strand, beim Sport oder als Jugendgruppenleiter kennenlernt – er spricht ihn an, sucht Kontakt, aber er will sofort die Eltern kennenlernen.)

Wenn er Glück hat und der Junge ihn tatsächlich seinen Eltern vorstellt, macht er dort den besten Eindruck. Oftmals arbeiten diese Täter im pädagogischen oder sozialen Bereich – so etwas schafft Vertrauen. Er erzählt den Eltern, dass er den Jungen beim Schuleschwänzen erwischt hätte, deshalb habe er ihn angesprochen, er könne ihm künftig bei den Hausaufgaben helfen, und dafür dürfe das Kind dann auch mal mit ihm am PC spielen. Gerade Eltern von Problemkindern freuen sich über so ein Angebot.

Und dann passiert längere Zeit erst einmal NICHTS – der typische Kernpädophile ist kein plumper Vergewaltiger. Auf seine Weise liebt er den Jungen auch. Er schleicht sich nach und nach in das Vertrauen der Eltern und kümmert sich um das Kind. Irgendwann hat er eine emotionale Bindung sowohl zu dem Jungen als auch zu seinen Eltern aufgebaut. Und dann kommt eines Tages der Zeitpunkt, an dem der Junge das erste Mal bei ihm übernachten darf. Meistens darf er dort viel länger aufbleiben als bei seinen Eltern und bekommt auch sonst viel Zuwendung.

Der erste «sexuelle» Kontakt ist meist unauffällig und diskret. Vielleicht war man auf dem Spielplatz und duscht danach gemeinsam – und der Junge wundert sich und findet es vielleicht auch etwas seltsam, dass er von seinem erwachsenen Freund an den intimsten Stellen gewaschen wird. Aber er schweigt, denn er hat inzwischen auch etwas zu verlieren – die Zuwendung, die er bei den Eltern nicht hatte, und die Freiheiten. Und so testet der Kernpädophile immer weiter aus, wie weit er gehen kann. Je unsicherer das Kind an seine Eltern gebunden ist, umso weiter wird er gehen können. Ein Kind, das eine gute Beziehung zu seinen Eltern hat, wird vielleicht schon nach dem ersten gemeinsamen Duschen und «Anfassen» seinen Eltern davon erzählen, aber ein Kind mit problematischer Elternbeziehung wird viel länger – vielleicht sogar für immer – schweigen. Die Dunkelziffer ist sehr hoch.

Sollte das Kind dann irgendwann doch mal «Nein» sagen, kommt die Erpressung.

«Willst du wirklich, dass ich ins Gefängnis komme? Dann ist niemand mehr für dich da, und deine Eltern werden dich ins Heim geben, weil du ja freiwillig mitgemacht hast!»

Nun ist das Kind in einer echten Zwickmühle – die Mischung aus emotionaler Bindung und Erpressung macht es ihm nahezu unmöglich, aus diesem Teufelskreis herauszukommen. In vielen Fällen endet der Missbrauch, wenn der Junge aus dem «sexuell attraktiven Alter» herausgewachsen ist. Der Kontakt zum «Missbraucher» bleibt weiter bestehen, kann sogar «freundschaftlich» sein. Das wird dann oft von den Tätern als Argument für die «Einvernehmlichkeit» angeführt. Sie haben ja nicht vergewaltigt, sonst würde doch jetzt kein so guter Kontakt mehr bestehen. Aber dem missbrauchten Jungen schadet es trotzdem, denn wenn er über Jahre unbemerkt sexuell missbraucht wurde, hat er plötzlich eine ganz eigene Vorstellung von Sexualität entwickelt – nämlich dass Erpressung und Ohnmacht dazugehören. Möglicherweise wird er dann selbst zu einem Täter, oder aber er wird zeitlebens große Probleme haben, sich auf Beziehungen einzulassen, weil ihm das Grundvertrauen abhandengekommen ist.

Es gibt Statistiken, die besagen, dass viele der betroffenen Kinder angeblich keine bleibenden Schäden davontragen. Aber die Tatsache, dass nicht jedes Missbrauchsopfer eine posttraumatische Belastungsstörung erleidet, bedeutet nicht, dass ein solcher Missbrauch folgenlos bleibt. Missbrauch ist nie harmlos! Er zerstört immer etwas, auch wenn man es nicht sofort bemerkt.

Die Kernpädophilie ist weiter verbreitet, als man glaubt – und auch der subtile Missbrauch. Ein sicheres Indiz dafür ist die immer wieder aufflammende Diskussion in manchen politischen Parteien, das Schutzalter für «einvernehmlichen Sex zwischen Erwachsenen und Kindern» auf zwölf Jahre abzusenken.

Aber wie therapiert man nun einen Kernpädophilen, der bereits zum Täter geworden ist?

Neben der Einzeltherapie ist die Gruppentherapie eine Möglichkeit, aber es gibt kaum eine andere Patientengruppe, die sich im gemeinsamen Bagatellisieren so schnell gegen den Therapeuten «verbündet» wie die Kernpädophilen. Meistens ist es ein sehr «kuscheliges» Verhältnis, jeder ist nett zum anderen, und gemeinsam macht man sich immer wieder klar, dass man ja nur das Beste für die Kinder wollte. Und der Sex – nun, das hätten die Kinder doch freiwillig gemacht, das gehöre doch zu ihrer Entwicklung und der kindlichen Neugier. Außerdem hätte man viel für die Kinder getan, man habe dafür gesorgt, dass die Schulleistungen wieder besser wurden, dass sie aufs Gymnasium gekommen wären und, und, und … Kernpädophile können sehr geschickt argumentieren und Statistiken hervorzaubern, die erklären, dass alles angeblich ganz harmlos und völlig normal ist.

Für einen Therapeuten ist das anfangs sehr schwer auszuhalten. Man darf sich nicht auf derartige Diskussionen einlassen, sondern muss immer wieder auf das eigentliche Thema – den konkreten Missbrauchsfall – zurückkommen. Jede Statistik ist ein Ablenkungsmanöver, das dem Täter hilft, seine Tat weiter zu verleugnen und zu bagatellisieren.

Es braucht viel Zeit, bis sich die Teilnehmer der Gruppentherapie auf ihre eigenen Täteranteile einlassen können und die Deckung aufgeben. Denn tatsächlich befinden sie sich selbst auch in einer Zwickmühle – sie mögen ihre Opfer menschlich wirklich gern und leben in der Illusion, es sei eine einvernehmliche Beziehung gewesen. Wenn diese Illusion zerbricht, kann es im schlimmsten Fall sogar zu suizidalem Verhalten kommen – der Moment, in dem der Täter erkennt, dass er dem Opfer echtes Leid zugefügt hat. Wenn dieser Punkt erreicht ist, kann die echte Therapie beginnen – denn nun können gemeinsam Strategien erarbeitet werden, wie so etwas nie wieder passieren kann. Und dann kann es tatsächlich eine Form von Therapie sein, Bademodenkataloge als Masturbationsvorlage zu nehmen – auch wenn das für Außenstehende befremdlich erscheint. Manchmal muss man einfach nur die Hintergründe kennen, um ein Verhalten korrekt bewerten zu können.

Im Gegensatz dazu erreicht man bei «klassischen Sexualstraftätern» eher selten den Augenblick der echten Reue, denn der klassische Vergewaltiger hat keine (positive) emotionale Bindung zu seinem Opfer. Es geht um Macht, Lustgewinn und Triebabfuhr. Auch die Vergewaltigung in einer Beziehung hat weniger mit Lustgewinn als mit Dominanzgebaren zu tun. Die Lust wird aus der Erniedrigung des Opfers gezogen.

Die Therapien umfassen in diesen Fällen neben der Einzeltherapie spezielle Indikationsgruppen, die man als SOTP (Sex Offender Treatment Programme) oder BPS (Behandlungsprogramm für Straftäter) bezeichnet. Es werden Manuale abgearbeitet, in denen es darum geht, eine Einstellungsänderung hervorzurufen, indem Mängel in der Kommunikation, Stressbewältigung, Problemlösefähigkeit, Introspektion, Selbstwahrnehmung und Empathiefähigkeit verbessert werden sollen.

Die Patienten müssen ihre Sexualstraftaten in der Gruppe offenbaren, dann werden sie in der Gruppe vor ihrem Hintergrund analysiert. Besonders interessant ist die Tatsache, dass es den Betroffenen nicht nur unangenehm ist, sondern dass sie bei sehr schwerwiegenden Sexualstraftaten sogar Unverständnis und Verachtung bei anderen Gruppenteilnehmern erregen können, die eigentlich Vergleichbares getan haben.

Ich hatte mal einen Patienten, der selbst mehrere Frauen vergewaltigt hatte, der sich in einer Einzelstunde nach der Gruppensitzung ganz entsetzt über das zeigte, was er dort von einem Mitpatienten gehört hatte. «Ich dachte immer, der ist total in Ordnung. Aber dass der so etwas gemacht hat, das ist einfach widerwärtig!», sagte er.

«Und was glauben Sie, wie Ihre eigenen Straftaten auf andere wirken?», fragte ich zurück.

Er errötete. «Na ja, also ich habe mich ja wenigstens nicht an Kindern vergriffen! Das ist doch echt abartig!»

Und schon ist man wieder im Hierarchiedenken angelangt …

Es kommt auch schon mal vor, dass ein Sexualstraftäter, der in der Gruppe derart auf sich selbst und seine Taten zurückgeworfen wurde, in Tränen ausbricht. Wenn sich so etwas dann herumspricht (auch wenn die Patienten untereinander Schweigepflicht vereinbart haben), muss man sich nicht mehr wundern, dass manche Patienten vor der Teilnahme an einer solchen Gruppe so große Angst haben, dass sie lieber ihren Anwalt vorschicken …

Gestaltende und ausdrucksfördernde Therapien

Nicht alle Patienten profitieren von einer Gesprächstherapie. Vor allem Menschen mit akuten schizophrenen Psychosen haben keine Chance, durch Gespräche aus ihrem Wahnerleben herausgeholt zu werden. Da sie in einer anderen Welt leben, werden sie auf ihren Wahrnehmungen beharren und damit die anderen Gruppenteilnehmer zur Verzweiflung treiben.

Auch in einer tiefenpsychologisch oder verhaltenstherapeutisch fundierten Einzelsitzung sind diese Patienten im akuten Zustand ihrer Psychose nicht zu erreichen. Sie werden versuchen, den Therapeuten von ihrer Wahrnehmung der Dinge zu überzeugen, weil es für sie die Realität ist. Ein verantwortungsvoller Therapeut wird eine Therapie zu diesem Zeitpunkt ablehnen und versuchen, dem Patienten auf einfühlsame Weise Medikamente zu empfehlen. Ob eine Psychotherapie überhaupt indiziert ist, kann man erst nach Abklingen der psychotischen Symptome entscheiden.

Leider passiert es immer wieder, dass Patienten im ambulanten Bereich an unzureichend ausgebildete Pseudotherapeuten geraten, die auf Privatbasis abrechnen und irgendwelche unwirksamen, alternativen Heilmethoden anbieten und den Patienten damit schaden. Bitte verwechseln Sie diese Pseudotherapeuten nicht mit Heilpraktikern und seriöser Alternativmedizin. Ein geprüfter Heilpraktiker weiß, dass es ihm berufsrechtlich untersagt ist, akute Psychosen zu behandeln, selbst wenn er eine Zulassung zur Psychotherapie hat. Ein verantwortungsbewusster Heilpraktiker wird so einen Patienten stets an einen Psychiater vermitteln und sich erst nach Abklingen der akuten Wahnsymptome mit ihm über weitere Therapieformen unterhalten.

Leider ist der reine Begriff «Therapeut» nicht gesetzlich geschützt, und so gibt es eine Menge Pseudotherapeuten, die alle möglichen Hilfen anbieten. Der krasseste Fall, der mir jemals unterkam, betraf eine junge Frau, die Hilfe suchte, da sie in den letzten Wochen vermehrt das Gefühl gehabt hatte, ihre Gedanken würden ihr entzogen und sie würde sich immer mehr innerlich «auflösen». Sie merkte zwar, dass etwas nicht mit ihr stimmte, aber sie wusste nicht, dass Gedankenentzug und Gedankenausbreitung (die Fachbegriffe für das, was sie erlebte) Symptome einer beginnenden Psychose sein können.

Da sie nichts von der Schulmedizin hielt, suchte sie einen «Geistheiler» auf. Der erklärte ihr, dass sie von einem fremden Wesen «besessen» sei, das ihren Körper übernehmen wolle. Er verordnete ihr Meditations-Übungen und Gebete, um den fremden Geist zu vertreiben.

Dadurch wurden die Beschwerden allerdings schlimmer. Der Geist ließ sich nicht vertreiben, sondern quälte sie nun auch noch mit Stimmen. Die Psychose wurde durch die falsche Therapie verstärkt, und die daraus resultierenden Angstattacken der Patientin führten schließlich dazu, dass sie einen Suizidversuch mit Tabletten beging. Zum Glück wurde sie von ihrer Mutter gefunden, die umgehend einen Rettungswagen rief.

Da die junge Frau in der zentralen Notaufnahme immer noch von dem Geisterwesen und ihren Besessenheitsphantasien erzählte und sich nicht von ihrer Suizidalität distanzieren konnte, wurde sie in die Psychiatrie verlegt. Sie war dort zunächst sehr verunsichert und getrieben, hatte unsagbare Angst vor den Medikamenten und glaubte, man wolle sie vergiften. Das Einzige, was sie akzeptierte, war die Kunsttherapie, in der sie ihre Albträume auf Bildern festhielt. Über diese Bilder gelang es, mit ihr in Kontakt zu kommen, ihr Vertrauen zu gewinnen und sie dazu zu bewegen, es doch mit Medikamenten zu versuchen. Hilfreich waren dabei auch Mitpatienten, die ähnliche Symptome erlebt hatten und ihr glaubhafter als jeder Arzt versichern konnten, dass Medikamente helfen können.

Da es sich bei ihr um die Erstmanifestation einer schizophrenen Psychose handelte, verschwanden die psychotischen Symptome durch die Medikamente nach verhältnismäßig kurzer Zeit. Ich war zufällig dabei, als sie zum ersten Mal begriff, dass ihr ganzer Albtraum nicht wahr war.

«Beantworten Sie mir ganz ehrlich eine Frage?», fragte sie mich.

«Ja, natürlich», erwiderte ich. «Was möchten Sie gern wissen?»

«Kann es sein, dass es das alles gar nicht gibt?»

«Was genau meinen Sie?»

«Den bösen Geist, der mich besitzen wollte.»

«Der, den Sie immer gemalt haben?», fragte ich vorsichtig nach.

«Ja, genau. Kann es sein, dass es nur eine Phantasie war?»

«Ja, das kann sein», erwiderte ich. «Ich bin sogar fest davon überzeugt.»

«Aber warum hat der Therapeut mich dann so belogen?»

«Ich glaube, er war von dem, was er sagte, selbst überzeugt, aber er hat keine Ahnung von psychischen Erkrankungen.»

Eine Weile herrschte Schweigen.

«Er hat mich belogen», wiederholte sie schließlich mit leiser Stimme. Und dann nochmals etwas lauter: «Er hat mich belogen.»

In den nächsten Tagen erholte sie sich immer mehr, die letzten Halluzinationen und Ängste verschwanden. Und gleichzeitig stieg die Wut in ihr auf. Sie fühlte sich von ihrem ehemaligen Therapeuten missbraucht und betrogen. Im Rahmen von stützenden Gesprächen fasste sie für sich den Schluss, ihn bei der Gesundheitsbehörde anzuzeigen, um anderen Kranken derartiges Leid, das sie an den Rand eines Suizids geführt hatte, zu ersparen.

Für manche Patienten kann die Kunsttherapie sogar zu einer dauerhaften Form des Ausdrucks und der Teilnahme am Leben werden. So hatte ich einmal einen Patienten mit einer chronischen Schizophrenie, die jahrelang unbehandelt geblieben war. Er war dadurch auf den intellektuellen Stand eines geistig Behinderten abgerutscht, aber er hatte ein unglaubliches Zeichentalent. Er war in der Lage, Mitpatienten erstaunlich lebensnah zu porträtieren, und hatte ein feinfühliges Gespür für Farbgebung. Seine Bilder waren so gut, dass er später einen Arbeitsplatz in der Künstlergruppe einer Behindertenwerkstatt bekam, die die Werke ihrer Mitglieder regelmäßig in Ausstellungen zeigte und zu ordentlichen Preisen verkaufte.

Ein anderer Patient wiederum sprach nur sehr wenig, aber er drückte seine Empfindungen durch die Farbgebung seiner Bilder aus. Während seine Miene immer unbewegt blieb, zeigten die Motive, vor allem aber die Farben seiner Bilder, wie er sich tatsächlich fühlte.

Nicht jeder Patient hat jedoch Talent oder Muße zum Malen und Zeichnen. In der Ergotherapie gibt es deshalb die Möglichkeit, sich an vielen verschiedenen Materialien zu versuchen. Die Auswahl der Gestaltungsmaterialien erfolgt oft in Hinblick auf das, was die Menschen an Defiziten bearbeiten sollen.

So kann es für einen sehr zwanghaften Menschen, der immer nur mit Bleistift und Lineal arbeitet, hilfreich sein, mit Ton zu arbeiten. Einfach mal drauflos2ukneten, ohne jede äußere Struktur. Außerdem sind die Erfolgscrlebnisse bei der Arbeit mit Ton sehr viel größer als beim Malen oder Zeichnen. Ein brauchbares Tongefäß oder eine erkennbare Figur bekommt jeder schnell hin.

Für Menschen, denen Struktur und Durchhaltevermögen fehlen, kann es wiederum hilfreich sein, einen Korb zu flechten. Um ein Erfolgserlebnis zu haben, muss man immer wieder die gleichen Handbewegungen durchführen.

Manchmal nutzt man zeichnerische Elemente auch, um Menschen mit einer Demenz auf den Schweregrad zu testen. Im sogenannten Mini-Mental-Test müssen die Betroffenen einfache geometrische Figuren abzeichnen. Was einem Gesunden mühelos in wenigen Sekunden gelingt, stellt einen Menschen mit Demenz vor unglaubliche Herausforderungen.

Ab und zu besteht die Herausforderung auch darin, sich einem jungen Arzt verständlich zu machen. Hierzu eine kleine Anekdote aus meiner Studentenzeit.

Ich durfte dabei sein, als ein junger Arzt im Praktikum einen alten Herrn, der zeitlebens als Journalist gearbeitet hatte, auf eine beginnende Demenz testete. Für den Test musste der alte Mann Bilder richtig benennen. Unter anderem ein Auto, einen Hund, eine Blume und eine Karnevalsmaske.

«Das ist ein Mercedes, das ist ein Schäferhund, das ist eine Rose, und das ist eine Larve», sagte der alte Herr.

«Ähm, das letzte ist falsch. Wollen Sie nicht noch mal gucken?», fragte der junge Arzt.

«Das ist eine Larve», beharrte der Patient.

«Nein, das ist eine Maske.»

«Das ist eine venezianische Larve», verbesserte der alte Herr nachdrücklich.

Als eifrige Leserin historischer Romane und Biographien bemerkte ich sehr schnell, dass die beiden aneinander vorbeiredeten und der Arzt keine Ahnung von der zweiten Bedeutung des Wortes «Larve» hatte. Ich hatte allerdings gehofft, dass der Patient das Missverständnis selbst aufklären würde, und deshalb geschwiegen. Als ich jedoch sah, dass der junge Arzt diese Frage seufzend als falsch beantwortet auf dem Auswertungsbogen ankreuzen wollte, stieß ich ihn unmerklich an und raunte ihm zu: «Larve ist ein altmodischer Ausdruck für eine Karnevalsmaske.»

Er starrte mich ungläubig an, einen Moment lang hatte ich den Eindruck, er dachte, ich wolle ihn veräppeln.

«Larve heißt Maske», wiederholte ich. «Denk doch mal an den Ausdruck ‹entlarven› oder ‹larvierte Depression›.»

«Ah, ja, richtig», sagte er. Und dann zu dem alten Herrn: «Okay, das war alles richtig. Kommen wir nun zum nächsten Test …»

Also denken Sie daran – Ärzte mögen vielleicht kompliziertes medizinisches Fachvokabular beherrschen, aber nicht alle beherrschen die Feinheiten der deutschen Sprache – vor allem, wenn es sich um altmodische Ausdrücke handelt. Reden Sie mit Ihrem Arzt so, dass er Sie verstehen kann. Denn manche Ärzte neigen dazu, Dinge, die sie selbst nicht verstehen, sofort in die Kategorie «krank» einzuordnen.

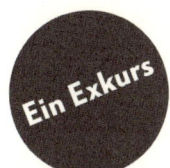

Ein Exkurs – Therapie in der forensischen Psychiatrie
Folge 2

Wie schon bei der Psychotherapie gilt auch diesmal – die Therapien im psychiatrischen Maßregelvollzug sind vergleichbar mit denen in der Allgemeinpsychiatrie, allerdings sind sie immer darauf ausgelegt, die Gefährlichkeit der Patient zu reduzieren. Nicht umsonst spricht man stets von «Sicherung und Besserung» – und zwar genau in dieser Reihenfolge.

In der forensischen Psychiatrie gilt im Prinzip alles als Therapie. Das fängt schon beim morgendlichen Aufstehen an. Schaffen die Patienten es, sich an die Regeln zu halten? Sind sie pünktlich? Gehen sie ihrer Arbeit nach?

Die meisten Patienten gehen gern zur Arbeit, denn es ist ein Privileg, im forensischen Therapiezentrum arbeiten zu dürfen. Auch die Teilnahme an der Ergo- oder Kunsttherapie gilt als Arbeit und wird genauso wie jede andere Arbeitstherapie mit einem geringen Geldbetrag vergütet. Die Summen sind sehr niedrig, die Stundenlöhne bewegen sich im zweistelligen Cent-Bereich, wer regelmäßig arbeitet, kann so im Monat auf fünfzig bis hundert Euro zusätzliches Taschengeld kommen.

Allerdings haben nicht alle Patienten Lust, regelmäßig zur Arbeit zu gehen, und so, wie jeder von uns im wahren Leben Kollegen kennt, die gern mal «den gelben Schein zücken», gibt es das auch im Maßregelvollzug. Wer krank ist, verweigert schließlich keine Therapie, und krank sein kann ja jeder mal, nicht wahr?

Als ich auf der forensischen Wohnstation neu anfing, war die beliebteste Diagnose für die Krankmeldung der banale «Durchfall». Scheinbar schwer nachzuweisen, aber doch sehr hinderlich, um produktiv zu arbeiten, wenn es denn stimmt …

Eines Morgens meldete sich ein bekannter Blaumacher bei mir mit der Begründung krank, er habe starken Durchfall. Ich ging zu ihm, er machte vom äußeren Erscheinungsbild keinen kranken Eindruck, und als ich seine Darmgeräusche abhorchte, waren die völlig normal. Kein Grummeln, gar nichts.

«War Ihr Stuhlgang breiig oder wässrig?», fragte ich also.

«Wie meinen Sie das?», fragte er verunsichert zurück. Er war es von meinem Vorgänger so gewohnt, dass seine Ausreden einfach nur zur Kenntnis genommen und abgenickt wurden.

«Na, sah es aus wie ein Kuhfladen oder wie braunes Wasser?»

Er sah mich irritiert und ein bisschen angeekelt an.

«Wie Kuhfladen», sagte er schließlich.

«Okay», sagte ich. «Das passt zu den Darmgeräuschen. Das ist kein Durchfall. Echter Durchfall ist wässrig. Sie können zwei Kohle-Tabletten bekommen, wenn Sie das möchten, und dann zur Arbeit gehen.»

Ein missmutiger Blick, dann stand er auf und ging zur Arbeit, ohne sich die Kohle-Tabletten abzuholen.

Eine Woche später der gleiche Patient.

«Ich kann heute nicht arbeiten. Ich habe Durchfall.»

«Wässrig oder breiig?»

«Wie Wasser», lautete seine Antwort. Er hatte also etwas dazugelernt.

Ich untersuchte ihn kurz. Keine auffälligen Darmgeräusche.

«Okay, wie oft waren Sie diese Nacht auf der Toilette?»

«Zweimal.»

«Das geht ja noch. Nehmen Sie zwei Kohle-Tabletten, wenn

Sie meinen, dass Sie die brauchen. Ich glaube nicht, dass Sie im Therapiezentrum in Schwierigkeiten kommen, wenn Sie nur so selten aufs Klo müssen. Außerdem gibt es da ja überall Toiletten.»

«Ich soll zur Arbeit gehen?» Er starrte mich fassungslos an.

«Ja, wenn es nicht geht, können Sie sich ja immer noch auf die Station zurückbringen lassen.»

Mit missmutiger Miene fügte der Patient sich.

Zwei Tage später wieder eine Krankmeldung.

«Ich habe die ganze Nacht auf dem Klo gehockt, das lief wie Wasser durch mich durch.»

Keine auffälligen Darmgeräusche.

«Wann zuletzt?», fragte ich, nachdem ich ihn untersucht hatte.

«Vor zehn Minuten.»

Der Mann wurde immer besser darin, das zu sagen, was Ärzte hören wollen. Zu schade, dass die Untersuchungsergebnisse nicht dazu passten. Aber das behielt ich für mich.

«Okay, dann bleiben Sie heute auf der Station.»

Ein siegessicheres Grinsen huschte über seine Züge. «Keine Kohle-Tabletten?», fragte er.

«Nein, bei so heftigem Durchfall lassen Sie sich lieber Loperamid geben. Aber erst, nachdem Sie das nächste Mal auf der Toilette waren. Und spülen Sie nicht – ich will es vorher sehen.»

Er schluckte. «Sie wollen das sehen? Aber das ist doch voll eklig und stinkt!»

«Manches in der Medizin ist eklig und stinkt», gab ich gleichmütig zurück. «Sie müssen da keine falsche Rücksicht auf mich nehmen.»

An diesem Tag gab es keinen weiteren wässrigen Stuhlgang mehr, den er mir hätte zeigen können.

Gegen Nachmittag fanden sich die Patienten für die Kochgruppe zusammen. Kochgruppen sind sehr beliebt. Die Patienten und ein Pfleger, der diese Gruppe leitet, planen schon Tage vorher, was sie gemeinsam kochen wollen, dann werden die Zutaten über den Stationseinkauf besorgt, und los geht das fröhliche Kochen und Brutzeln.

Auch mein Patient gehörte normalerweise zu dieser Kochgruppe. Pünktlich um 16 Uhr stand er auf der Matte, um Gemüse zu schneiden.

«Was machen Sie denn hier?», fragte ich, als ich ihn dort sah.

«Ich habe doch Kochgruppe.»

«Heute nicht.»

Er starrte mich erstaunt an. «Warum nicht?»

«Sie haben schweren Durchfall. Ich will nicht, dass Sie die anderen anstecken. Sie werden keine Lebensmittel zubereiten, bis Sie Ihren Magen-Darm-Infekt ausreichend kuriert haben.»

«Ja aber … aber es dürfen doch nur die mit essen, die auch mit gekocht haben.»

«So eine üppige Mahlzeit ist bei Durchfall ohnehin nicht gut. Sie können Zwieback und Brühe bekommen.»

Eine Weile sahen wir uns mit ernsten Blicken in die Augen, dann musste er wider Willen lachen.

«Sie sind echt fies», sagte er.

«Ich bin nur auf Ihre Gesundheit bedacht.»

«Jaja, Sie wissen doch genau, dass ich gelogen habe.»

«Das würde ich Ihnen doch niemals unterstellen.» Erst jetzt erwiderte ich sein Lächeln.

«Ich brauchte einfach mal eine Auszeit», sagte er. «Ich konnte das im Moment nicht mehr in der Tischlerei.»

«Dann hätten Sie auch offen darüber reden können. Ich hätte kein Problem damit gehabt, Ihnen eine Auszeit zu verordnen, wenn Sie mir einen nachvollziehbaren Grund genannt hätten.»

«Okay, ich werde nicht mehr lügen. Darf ich jetzt an der Kochgruppe teilnehmen?»

«Nein, heute nicht. Heute sind Sie noch wegen Durchfall krankgeschrieben.»

Er nickte und nahm es sportlich. Aber er hat sein Wort gehalten und mir gegenüber nie wieder eine Krankheit vorgetäuscht, wenn er nicht zur Arbeitstherapie gehen wollte.

Natürlich hätte ich den Blaumacher von Anfang an offen mit seiner vorgetäuschten Erkrankung konfrontieren können, aber damit hätte ich ihm jede Möglichkeit genommen, sein Gesicht zu wahren, und ihn als Lügner hingestellt. Das wiederum hätte der weiteren Beziehungsarbeit geschadet.

Tatsächlich ging es hier um das Austesten von Grenzen. Indem ich auf sein Spiel einging, konnte er eine gewisse Verlässlichkeit der Beziehung erproben. Stand ich zu dem, was ich sagte? Er modifizierte jedes Mal seine Antworten entsprechend meinen Reaktionen. Am Schluss hatte er scheinbar Erfolg – er durfte auf der Station bleiben. Aber eben mit all den Konsequenzen, die eine echte Erkrankung nach sich gezogen hätte. Erst als er die letzte Konsequenz nicht mehr ertragen wollte, offenbarte er die Lüge, obwohl er wusste, dass ich ihn längst durchschaut hatte. Weil er begriffen hatte, dass Ehrlichkeit ab einem bestimmten Zeitpunkt der einzig gangbare Weg in der Therapie ist.

Manche Patienten finden in der forensischen Psychiatrie auch zur Religion zurück – oder modifizieren sie entsprechend den Gegebenheiten.

Ein Patient, eigentlich ein ganz sympathischer Zeitgenosse, sofern er nicht im Rahmen seiner Psychose aggressiv wurde, war im Einschluss gelandet, nachdem er sich mit einem Mitpatienten geprügelt hatte. Er verbrachte die Nacht im Kriseninterventionsraum – einer gesicherten Zelle, in der es nur ein Bett gibt und kein weiteres Mobiliar, das sich zum Werfen eignen könnte.

Am nächsten Morgen überprüften wir, ob er sich wieder beruhigt hatte. Er hatte sich nicht nur beruhigt, sondern er strahlte uns geradezu an und verkündete: «Ich habe die ganze Nacht zu Jesus gebetet, damit er mir hilft und ich heute wieder rauskomme.»

Unser Oberarzt sah ihn erstaunt an. «Ich dachte, Sie sind Moslem.»

«Ja», bestätigte der Patient mit einem freundlichen Lächeln. «Aber ich bin hier in Deutschland, und da ist Jesus zuständig.»

Im Mikrokosmos der forensischen Psychiatrie findet man alle möglichen religiösen Überzeugungen – und manchmal ist es erst der Maßregelvollzug, der Menschen zusammenbringt …

Es war ein Mittwochnachmittag – Besuchstag auf den Wohnstationen –, als ich vom Schließer angepiept wurde. Die Schließer überwachen den Eingangsbereich und überprüfen die Besucher. In den meisten Fällen geht das schnell und problemlos. Die Besucher geben ihren Personalausweis ab, bekommen dafür einen Besucherausweis, müssen durch den Metalldetektor, damit sie keine Waffen einschmuggeln können, dann müssen sie Handys und Wertsachen in ein Schließfach einschließen, und erst dann dürfen sie in den Besucherbereich. Ärzte haben damit im Allgemeinen nichts zu tun.

Ich rief also den Schließer an und fragte, was los sei.

«Hallo, Frau Doktor, nett, dass Sie so schnell zurückrufen. Also, ich bin mir nicht so sicher, ob ich diesen Besuch jetzt reinlassen soll oder nicht.»

«Wer ist es denn?», fragte ich und wunderte mich, dass der Schließer so herumdruckste.

«Die Zeugen Jehovas.»

Ich stutzte. «Die Zeugen Jehovas? Das ist ein Witz, oder?»

«Nein, das sind wirklich die Zeugen Jehovas. Sie sind zu dritt. Zwei Männer und eine Frau.»

War das jetzt eine neue Masche, um Mitglieder zu werben? An der Tür der forensischen Psychiatrie zu klingeln?

«Und was wollen die? Den *Wachturm* verteilen?»

«Nein, die wollen Herrn Meurer besuchen.»

Mein Erstaunen wuchs. Herr Meurer war ein Patient, der seit fast zwanzig Jahren wegen mehrerer Sexualmorde bei uns einsaß. Er hatte keinerlei soziale Kontakte außerhalb des Maßregelvollzugs. Im Allgemeinen war er ein umgänglicher, zuverlässiger Patient, auch wenn er sich niemals mit seinen Straftaten auseinandergesetzt hatte. Es genügte ihm, seiner Arbeit in der Tischlerei nachzugehen und ansonsten seine Ruhe zu haben. Er schien sich damit abgefunden zu haben, den Rest seines Lebens in der forensischen Psychiatrie zu verbringen.

Wieso wollten die Zeugen Jehovas ausgerechnet diesen Mann besuchen? Und wie waren sie auf ihn gekommen?

«Warten Sie, ich komme mal nach vorn und spreche mit den Leuten.»

Ich hatte bislang keinerlei Erfahrung mit den Zeugen Jehovas gemacht. Alles, was ich wusste, kannte ich aus Erzählungen – eine christlich orientierte Religionsgemeinschaft, die sich auf die Bibel bezieht und Bluttransfusionen ablehnt. Außerdem klingeln sie gern an Haustüren, um zu missionieren, wenn sie nicht gerade am Hauptbahnhof stehen und den *Wachturm* anbieten und vor dem Ende der Welt warnen.

Die drei Zeugen Jehovas erwiesen sich als freundliche, von ihrer Sache überzeugte Menschen, die von Herrn Meurer gezielt eingeladen worden waren, ihn zu besuchen.

«Er hat sich an uns gewandt, weil er sich einsam fühlt und nie Besuch bekommt», sagte die junge Frau. «Und wir sahen es als unsere Pflicht, seinem Wunsch nachzukommen und ihn kennenzulernen.»

«Aber Sie wissen schon, wo Sie hier sind, oder?»

Die junge Frau nickte. «Deshalb bin ich ja auch nicht allein gekommen.» Sie wies auf ihre beiden männlichen Begleiter.

«Was wissen Sie denn über Herrn Meurer?», fragte ich.

«Er schrieb uns, dass er seit vielen Jahren wegen einiger Straftaten einsitzt, die er sehr bereuen würde.»

«Hat er Ihnen geschrieben, was genau er getan hat?»

«Nein, aber das ist auch nicht wichtig. Wichtig ist doch nur, dass sich jemand ändern will, oder? Und wenn wir ihm dabei helfen können, werden wir es selbstverständlich tun.»

Ich zögerte – was soll man auch sagen, wenn ein Sexualmörder sein Leben nach zwanzig Jahren vergeblicher Therapie ausgerechnet mit Hilfe von Jehovas Zeugen ändern will?

Andererseits herrscht in Deutschland Religionsfreiheit, und wenn Herr Meurer künftig auf Bluttransfusionen verzichten wollte, um ab und zu mal Besuch zu bekommen, war das nicht mein Problem.

«Okay», sagte ich. «Wenn Sie möchten, können Sie ihn besuchen, aber es gibt hier ein paar Sicherheitsvorkehrungen – wenn Sie ihm was mitbringen wollen, und das gilt auch für Zeitschriften, müssen Sie das bei den Schließern abgeben, und es wird ihm erst nach der Besuchszeit ausgehändigt.»

«Das hat man uns schon gesagt, vielen Dank.»

Die junge Frau lächelte mich freundlich an. Ob sie wohl ahnte, dass sie vor rund zwanzig Jahren in sein Beuteschema gepasst hätte?, durchzuckte es mich. Und wenn sie es wüsste, würde es etwas an ihrem Idealismus, sich auch um solche Menschen zu kümmern, ändern?

Letztlich erwies sich der Kontakt sogar als positiv. Zwar machte unser Patient keine therapeutischen Fortschritte in Hinblick auf seine Entlassung, aber er fühlte sich deutlich ausgeglichener und freute sich, dass er nun auch regelmäßig Besuch bekam. Er studierte die Schriften der Wachturmgesellschaft und suchte vermehrt das Gespräch mit seinem Bezugspfleger, um über Gott und die Welt zu reden. Etwas, das früher nicht der Fall gewesen war.

Therapeutische Gespräche mit Ärzten und Psychologen lehnte er weiterhin ab. Als ich ihn fragte, warum er keine therapeutischen Fortschritte machen wollte, sagte er sehr direkt, dass er kein Interesse mehr an der Welt da draußen habe. Er sei mit seinem Leben hier zufrieden, und jetzt könne er wenigstens auch etwas für sein Seelenheil tun.

Ein weiterer wesentlicher Aspekt in der Therapie von forensischen Patienten ist die Vorbereitung auf ein Leben außerhalb des Maßregelvollzugs. Es ist in der forensischen Psychiatrie grundsätzlich möglich, Schulabschlüsse nachzuholen. In unserer Klinik galt dies für den Haupt- und den Realschulabschluss.

Einer meiner Patienten, der versuchte, den Hauptschulabschluss nachzumachen, nutzte die regelmäßigen Einzelgespräche mit mir dazu, über seine Probleme im Unterricht zu sprechen. Anfangs ging es noch ganz therapeutisch zu, aber dann merkte ich, dass der Patient auf diese Weise nicht weiterkam. Also machte ich mit ihm einen zusätzlichen Termin pro Woche aus, um seine Schulprobleme zu besprechen, während die Therapie seinen übrigen Problemen vorbehalten bleiben sollte.

Nachdem wir uns dreimal zum Extragespräch über seine Schulaufgaben getroffen hatten und ich feststellte, dass er eigentlich ganz gut mit allem klarkam, wurde er plötzlich offener und fing an, über seine Kindheit zu reden, über seine psychisch kranke Mutter, die sich umgebracht hatte, als er noch ein kleiner Junge war. Er berichtete, während die Hausaufgaben nur noch ein Alibi für unsere Sitzungen waren, von seiner schwierigen Zeit im Heim und erzählte mir Dinge, die er sonst nie aussprechen konnte. Interessanterweise war es nie möglich, an diese Gespräche in den therapeutisch strukturierten Sitzungen anzuschließen.

Irgendwann fragte ich ihn danach, warum er nur in diesem Rahmen darüber reden könnte, ich sei doch immer dieselbe Person, egal ob bei der Hausaufgabenhilfe oder als Therapeutin. Seine Antwort verblüffte mich.

«Nein, hier geht es Ihnen um mich», erklärte er. «Hier interessieren Sie sich für mich. Die Therapie, die muss ich ja machen, um irgendwann entlassen zu werden.»

«Das verstehe ich nicht», sagte ich. «Das müssen Sie mir jetzt genauer erklären.»

Ich sah, wie er nachdachte, regelrecht nach den richtigen Worten suchte. «Ich will etwas von mir sagen, weil ich es will, nicht, weil ich es muss», sagte er schließlich. «In der Therapie muss ich, hier darf ich.»

Da er tatsächlich Fortschritte machte, ließ ich das Arrangement so bestehen. Aber ich merkte, wie er immer ängstlicher und unsicherer wurde, je näher der Zeitpunkt der Hauptschulabschlussprüfung kam.

«Sie können doch alles», sagte ich. «Machen Sie sich etwa Sorgen, weil es dann keine Hausaufgabenhilfe mehr gibt?»

Er verneinte so schnell und spontan, dass er sich damit sofort verriet. Und ich befürchtete schon, dass er womöglich absichtlich durchfallen könnte. Also sagte ich: «Wie wäre es, wenn Sie sich nach dem Hauptschulabschluss für den Realschulkurs anmelden?»

«Meinen Sie, das könnte ich schaffen?», fragte er unsicher.

«Na klar. Ich helfe Ihnen dabei.»

Er bestand den Hauptschulabschluss mit der Note «Drei». Den Realschulabschluss schaffte er später zwar nicht, aber dafür gelang es ihm in dieser Zeit, sich vollständig auf die Psychotherapie einzulassen. Ein weiteres Jahr später konnte er in ein betreutes Wohnen entlassen werden.

TEIL 3

Die Rehabilitation und ambulante Hilfen

Vorbereitung auf die Entlassung

So, unsere Reise durch die Psychiatrie nähert sich dem Ende. Sie haben die Aufnahmestation kennengelernt, durften in ein paar Therapien reinschnuppern, aber so ganz fit fühlen Sie sich noch nicht, denn da draußen wartet die feindliche Umwelt. Zwar wissen Sie jetzt, dass es keine Außerirdischen gibt und die Polizei auch nicht mit dem Geheimdienst unter einer Decke steckt, um Sie abzuhören, aber irgendwie fehlt noch etwas. Etwas, das verhindert, dass sich die Fortschritte, die Sie gemacht haben, im Alltagstrott wieder verlieren.

Die Vorbereitung auf die Entlassung unterscheidet sich je nach Diagnose. Nur eines ist allen Patienten gemeinsam – mit der Entlassung ist die Therapie nicht vorbei, in manchen Fällen beginnt sie gerade erst. Wichtig ist die weitere Behandlung durch einen Facharzt für Psychiatrie und, bei entsprechender Indikation, die Anbahnung einer ambulanten Psychotherapie, die wahlweise durch einen Psychologen oder Facharzt für Psychiatrie und Psychotherapie durchgeführt werden kann.

An dieser Stelle möchte ich noch einmal den Unterschied zwischen Psychiater (Arzt) und Psychologe betonen, weil es so oft verwechselt wird.

Beide – sowohl der Psychiater als auch der Psychologe – können Psychotherapien durchführen. Es spielt keine Rolle, ob der Therapeut nun Arzt oder Psychologe ist, sofern beide eine psychotherapeutische Ausbildung haben. Die Therapie ist identisch, Hauptsache, die Chemie stimmt zwischen Ihnen.

Aber wann brauchen Sie nun einen Psychiater und wann einen Psychologen?

Denken Sie immer daran, der Psychiater ist ein Arzt. Benötigen Sie regelmäßig Rezepte für Medikamente, oder wollen Sie überhaupt erst einmal abklären lassen, ob die Ursachen Ihrer psychischen Probleme nicht vielleicht doch körperlich sind, z. B. Schilddrüsenprobleme, unentdeckte neurologische Erkrankungen, Tumore, ist der Psychiater für Sie der richtige Ansprechpartner. Das Gleiche gilt für Krankschreibungen – ein Psychologe darf Sie nicht krankschreiben, das kann nur der Arzt.

Vielleicht denken Sie nun: «Ach, ich habe meinen Psychologen für die Psychotherapie, aber meine Medikamente kann ich mir ja von meinem Hausarzt verordnen lassen – wozu also noch ein Psychiater?»

Wenn Ihr Hausarzt viel Erfahrung hat und Sie seit Jahren die gleichen Medikamente nehmen, ist das natürlich eine Möglichkeit. Aber Sie sollten immer im Hinterkopf behalten, dass ein Allgemeinmediziner ein solides Grundwissen über *alle* Erkrankungen braucht und deshalb zwar einen allgemeinen Überblick hat, aber bei speziellen Fragestellungen an einen Facharzt verweist. Gerade wenn es um eine medikamentöse Neueinstellung oder weiterführende Untersuchungen geht, ist es wichtig, zum Facharzt zu gehen.

Vergleichen Sie das einfach mit einer Herzerkrankung – wenn Sie mit Ihren alten Medikamenten gut eingestellt sind, kümmert sich der Hausarzt um alles. Ein guter Hausarzt macht sogar das EKG selbst. Aber sobald er darauf eine Auffälligkeit sieht, schickt er Sie umgehend zum Kardiologen, um das abklären zu lassen. Genauso ist es mit psychischen Erkrankungen. Sollten Sie das Modell «Hausarzt und Therapie beim Psychologen» vorziehen, hören Sie auf Ihren Hausarzt, wenn er Ihnen rät, zum Psychiater zu gehen. Er wird dafür gute Gründe haben. Und sollten Sie lange

Zeit aufgrund einer psychiatrischen Erkrankung arbeitsunfähig sein, wird spätestens der medizinische Dienst der Krankenkassen nachfragen, warum Sie bislang nicht beim Psychiater waren, wenn es um die Frage der Arbeitsfähigkeit und Krankengeldfortzahlung geht.

Genau wie Ärzte spezialisieren sich auch Psychologen. Neben der Psychotherapie liegt einer ihrer typischen Aufgabenbereiche in der testpsychologischen Diagnostik. Psychologen untersuchen mit gezielten Testverfahren den Schweregrad von Depressionen, Verkehrstauglichkeit, Intelligenz, Sprachvermögen und viele andere psychische Parameter.

Daneben gibt es noch weitere Arbeitsfelder. Psychologen arbeiten in Kliniken, Therapieeinrichtungen, als Schulpsychologen, als Verkehrspsychologen (Stichwort MPU – Idiotentest) oder in ganz anderen Bereichen, z. B. Personalentwicklung und Coaching bei großen Firmen.

Wichtig ist, dass Sie zum richtigen Psychotherapeuten für Ihr spezielles Anliegen gehen. Wenn Sie beim Verkehrspsychologen eine Traumatherapie machen wollen, dürfen Sie sich nicht wundern, wenn der lieber erst mal Ihre Fahrtauglichkeit überprüft und Sie anschließend zu Fuß nach Hause gehen müssen.

Aber welche ambulante Therapie ist nun eigentlich die richtige für Sie? Hier ein kleiner Überblick, der keinen Anspruch auf Vollständigkeit erhebt:

- Leiden Sie an einer Depression oder einem Burnout, weil Sie im Leben immer wieder Schwierigkeiten haben, «Nein» zu sagen oder sich durchzusetzen? Dann könnten folgende Therapien für Sie in Frage kommen:

1. Tiefenpsychologisch fundierte Psychotherapie (TP)

Bei dieser Form der Psychotherapie sitzen Sie dem Therapeuten einmal pro Woche gegenüber, und Ihre Entwicklung wird von der Kindheit an bis zur Gegenwart beleuchtet. Hatten Sie schon als Kind Probleme, «Nein» zu sagen? Und wenn ja, warum? Befürchteten Sie, dass Ihre Eltern Sie dann weniger liebhätten? Oder gab es einen Konkurrenzkampf mit den Geschwistern? Haben Sie sich dadurch Anerkennung geholt, dass Sie immer alles brav gemacht haben, und dieses Muster bis heute beibehalten?

In einer tiefenpsychologisch fundierten Psychotherapie geht man in die «Tiefe» – und zwar in die Ihres Lebens. Das Grundproblem erkennt man meist schnell, aber es ist schwierig, neue Strategien zu entwickeln, wie man damit umgeht. Und so werden im weiteren Verlauf der Therapie alltägliche Begebenheiten, in denen das unerwünschte Verhalten auftrat, immer und immer wieder durchgekaut, bis Sie einen Weg gefunden haben, Ihre Verhaltensweisen, die vor dreißig Jahren vielleicht lebensnotwendig waren, dem heutigen Leben anzupassen.

2. Psychoanalyse (PA)

Sie glauben, die Psychoanalyse wäre die hochwertigste Therapie, weil man da auf der Couch liegt, wie es von Sigmund Freud etabliert wurde?

Vorsicht! Eine Psychoanalyse ist sehr aufwändig. Sie müssen dreimal in der Woche zu den Terminen erscheinen – und das könnte für Berufstätige problematisch sein. Während der Therapie liegen Sie auf der Couch, und der Therapeut sitzt hinter ihnen, sodass Sie ihn nicht sehen können. Und nun erzählen Sie einfach, was Ihnen gerade in den Kopf kommt. Das nennt man «frei assoziieren». Wenn Ihnen gerade in den Kopf kommt, dass das Bild an der Wand gegenüber schief hängt, äußern Sie einfach ungefiltert, was das mit Ihnen macht. Vielleicht kommen Sie ja irgendwann an den Punkt, dass Ihr Vater ein Pedant war und immer zwanghaft alle Bilder mit der Wasserwaage ausgerichtet hat. Und weil er so ein Pedant war, musste auch das Besteck genau ausgerichtet auf dem Tisch liegen, und Sie hatten Angst davor, an den gemeinsamen Familienmahlzeiten teilzunehmen, weil der Vater immer einen Wutanfall bekam, wenn Sie das Besteck nicht richtig abgelegt haben. Deshalb war Ihnen vor dem Essen immer übel, sodass Sie kaum etwas herunterbekommen haben. Stattdessen haben Sie heimlich Schokolade gegessen, weshalb Sie jetzt so viel Übergewicht haben. Aus diesem Grund finden Sie keinen Partner und müssen sich um alles selbst kümmern. Aber Ihre Eltern erwarten immer noch, dass Sie jeden Sonntag zum Essen kommen. Das ist Ihnen jedoch alles zu viel, Sie können aber nicht «Nein» sagen, denn dann haben Sie wieder einen Heißhunger auf Schokolade und brechen Ihre aktuelle Diät …

Ab und zu gibt Ihnen Ihr Analytiker auch einen Deutungsvorschlag, aber im Großen und Ganzen müssen Sie bei der Psychoanalyse ziemlich viel selbst machen. Böse Zungen behaupten, deshalb liege man auf der Couch – weil es harte Arbeit für den Patienten ist. Tatsächlich liegen Sie auf der Couch und sehen Ihren Therapeuten nicht, damit Sie sich ganz entspannt fühlen und sich irgendwann trauen, sich Ihren geheimsten Ängsten und Gedanken zu stellen und diese laut zu äußern. Wenn Sie dann irgendwann äußern, dass Ihr Therapeut Sie an Ihren Vater erinnert oder Sie ihm gegenüber sexuelle Gefühle empfinden, haben wir eine klassische Übertragungssituation geschaffen. Es muss Ihnen nicht peinlich sein, so etwas hören Psychoanalytiker den ganzen Tag. Es sollte Ihnen eher peinlich sein, wenn das NICHT passiert, denn dann fragt sich der Analytiker, ob Sie sich wirklich auf die Therapie einlassen …

Wenn Sie von Ihrem Therapeuten allerdings handfeste Ratschläge und Anweisungen erwarten, werden Sie von einer Psychoanalyse vermutlich enttäuscht werden.

3. Verhaltenstherapie (VT)

Wenn es immer wieder die gleichen Problemsituationen sind, in denen Sie falsch reagieren und deshalb innerlich leer und ausgebrannt sind, könnten Sie auch von einer Verhaltenstherapie profitieren. Je genauer Sie schon wissen, wo das Problem liegt, umso größer sind die Chancen, dass Ihnen eine VT hilft. Dort können Sie dann ganz gezielt üben, «Nein» zu sagen oder ein bestimmtes Verhaltensmuster abzulegen. Sind Sie sich jedoch völlig unsicher und brauchen noch Ursachenforschung, wäre eine TP vermutlich sinnvoller.

• Leiden Sie an Ängsten und trauen Sie sich kaum noch auf die Straße? Haben Sie irgendeine Phobie? Oder leiden Sie an einer Zwangsstörung? Waschen Sie sich hundertmal am Tag die Hände und mussten sich bereits verschulden, um die Wasserrechnung zu bezahlen? In dem Fall kämen folgende Therapieformen in Frage:

1. Verhaltenstherapie (VT)

Das ist die klassische Indikation für eine Verhaltenstherapie. Sie erinnern sich an meine Erlebnisse mit Ernst und Dagmar im vorherigen Abschnitt? Im Rahmen einer VT stellen Sie sich Ihren Ängsten und lernen, damit umzugehen. Sie können aber auch lernen, ein unerwünschtes Verhalten (Zwangsstörung) zu bekämpfen. In einer Verhaltenstherapie wird zielorientiert geübt und sich nicht lange mit geistigen Ausflügen in die Kindheit aufgehalten.

2. Tiefenpsychologisch fundierte Psychotherapie (TP)

Wenn Ihre Ängste sehr unspezifisch sind, könnte trotzdem eine TP indiziert sein. Sie könnten dann in Ihrer Kindheit nach den eigentlichen Ursachen forschen. Ekeln Sie sich vor Regenwürmern, weil Sie als Kind mal gesehen haben, wie der Nachbarsjunge einen beim Spielen zerrissen hat? Und nun kommt immer, wenn Sie einen Wurm sehen, unbewusst das Bild der zwei sich ringelnden Hälften des sterbenden Regenwurms in Ihr Gedächtnis? Wenn Sie die Ursache erkennen, können Sie Ihre Angst vor dem Regenwurm anders bewerten und müssen ihn nicht mehr fürchten. Stattdessen können Sie alle Regenwürmer davor schützen, zerrissen zu werden, indem Sie sie behutsam aufheben und vor spielenden Kindern in Sicherheit bringen. Sollten Sie dabei allerdings versehentlich selbst einen Wurm zerreißen, haben Sie ein Problem und erleiden mit ziemlicher Sicherheit einen Rückfall … Vielleicht sollten Sie dann doch auf eine Verhaltenstherapie umsteigen.

- Haben Sie aufgrund einer schweren psychiatrischen Erkrankung Probleme, Ihren Alltag zu strukturieren? Sind Sie damit überfordert, Briefe von Behörden zu verstehen oder Arbeitslosengeld, Rente oder Wohngeld zu beantragen? Wächst Ihnen alles über den Kopf und können Sie sich nicht mehr dazu aufraffen, Ihre Wohnung sauber zu halten und einkaufen zu gehen? In diesem Fall ist eine Psychotherapie keine Alternative, denn Sie brauchen jetzt handfeste Hilfe.

1. Psychiatrische häusliche Krankenpflege oder Soziotherapie

Wenn Sie frisch aus dem Krankenhaus entlassen wurden und man davon ausgehen kann, dass dieser Zustand nur in den ersten Wochen andauert, ist eine fachbezogene psychiatrische Krankenpflege oder eine Soziotherapie sinnvoll. Hierbei wird Ihnen eine psychiatrische Fachkrankenschwester oder ein Sozialpädagoge mehrfach in der Woche an die Seite gestellt. Mit deren Hilfe planen Sie Ihre Tagesstruktur, und Sie haben einen Ansprechpartner. Wenn Sie Angst haben, allein zum Arzt zu gehen, kann Ihr Bezugsbetreuer Sie dorthin begleiten. Oftmals sind solche Hilfen auch wichtig, wenn es darum geht, eine Rente oder einen Schwerbehindertenausweis zu beantragen, allerdings dürfen soziale Hilfen nicht im Vordergrund stehen. Es muss primär um Ihre Erkrankung gehen.

Die Krankenkasse zahlt diese Hilfen nur für einige Wochen, und das auch nur bei klar definierten Erkrankungen, die im Leistungskatalog aufgeführt werden. Zielsetzung ist die Stabilisierung und Verhinderung bzw. Verkürzung eines Klinikaufenthaltes. Wer längerfristig Unterstützung braucht, sollte eine ASP beantragen.

2. **Allgemeine Sozialpsychiatrie (ASP – früher als PPM – Personenzentrierte Hilfe für psychisch kranke Menschen – bekannt)**

Während die häusliche psychiatrische Krankenpflege und die Soziotherapie von der Krankenkasse bezahlt werden, übernimmt in diesem Fall das Sozialamt die Kosten. Allerdings nur, wenn Sie Ihre Bedürftigkeit nachweisen können. Wenn Sie Vermögen haben, müssen Sie einen Eigenanteil bezahlen.

Da Sie, wenn Sie so krank sind, dass Sie eine ASP benötigen, im Normalfall kein großes Einkommen haben dürften, zahlt das Sozialamt in den meisten Fällen. Jemand, der in der Lage ist, seinem erlernten Beruf oder einem Studium nachzugehen, braucht keine ASP. Hier gilt wieder: Es geht nicht um die Diagnose, sondern ausschließlich um die daraus resultierenden Funktionseinschränkungen. Wenn Sie eine Schizophrenie hatten, aber medikamentös so gut eingestellt sind, dass Sie keine Symptome mehr haben, haben Sie keinen Anspruch auf diese Hilfe.

3. Psychosoziale Kontaktstellen

Wenn eine ASP aus irgendwelchen Gründen nicht für Sie in Frage kommt, z. B. weil das Sozialamt die Kostenübernahme abgelehnt hat oder Sie keine entsprechenden Funktionseinschränkungen haben, können Sie die Psychosozialen Kontaktstellen in Ihrer Stadt in Anspruch nehmen. Hierbei handelt es sich um Treffpunkte, wo Sie nicht nur von Sozialarbeitern beraten werden, sondern auch mit anderen psychisch Kranken gemeinsame Freizeitgestaltungen in Angriff nehmen können.

4. Stationäres betreutes Wohnen

Wenn Sie trotz Betreuung durch ASP nicht in der Lage sind, allein zu leben, weil Sie täglich jemanden brauchen, der sich um Sie kümmert, könnte es sein, dass Sie sich in einem Betreuten Wohnen besser aufgehoben fühlen.

Es gibt verschiedene Heime. Angefangen von eigenen Apartmenthäusern, die sich in nichts von normalen Wohnungen unterscheiden, aber ein Büro im Haus haben, in dem Sie jederzeit Sozialarbeiter und Fachkrankenpflegekräfte treffen können, über Wohngemeinschaften bis hin zu Wohnheimen, in denen jeder sein Zimmer hat, aber die Küche und Gemeinschaftsräume geteilt werden. Solche Heimplätze sind sehr begehrt, und es gibt Wartelisten. Wenn Sie sich für eine solche Möglichkeit interessieren, ist es sinnvoll, sich bereits während eines Klinikaufenthaltes auf mehrere Wartelisten setzen zu lassen.

- Darüber hinaus gibt es noch eine Vielzahl von speziellen Therapien und Hilfen, die sich gezielt mit bestimmten Krankheitsbildern befassen. Die bekanntesten sind z. B. die Angebote der Suchthilfe und Langzeittherapien für Menschen mit Abhängigkeitsproblematik. Es gibt auch Familientherapien, Paartherapien, systemische Therapien und vieles mehr. Wenn Sie sich näher mit diesen Themen befassen wollen, lohnt es sich, sich beim zuständigen Sozialpsychiatrischen Dienst (SpD) des Gesundheitsamtes beraten zu lassen.

Viele Menschen verstehen nicht, dass es in der Sozialmedizin grundsätzlich nicht um Diagnosen geht, sondern immer nur um Funktionseinschränkungen.

Sie können bei der Krankenkasse, beim Rentenversicherungsträger, beim Versorgungsamt oder Fachamt für Eingliederungshilfe nicht damit punkten, wenn Sie Ihre Diagnosen aufzählen. Sie müssen ganz konkret sagen, was Sie nicht mehr können. Sonst passiert Ihnen so etwas wie jenem Familienvater, bei dem im Alter von zweiundvierzig Jahren ein Glioblastom diagnostiziert wurde. Ein Glioblastom ist der bösartigste Hirntumor, den es gibt. Die meisten Menschen versterben innerhalb von achtzehn Monaten nach Diagnosestellung, auch wenn es einige wenige Fälle gibt, die längere Zeit überlebten und die Medizin immer weitere Fortschritte macht.

Der betroffene Familienvater stellte nun einen Antrag auf Erwerbsunfähigkeitsrente, weil er die letzten Monate, die ihm verbleiben würden, mit seinen beiden kleinen Kindern, die erst sechs und acht Jahre alt waren, verbringen wollte. Sein Problem: Er hatte zwar die Diagnose, aber noch keine Funktionseinschränkungen, weswegen der Rentenantrag von der Rentenversicherung abgelehnt wurde.

Als er zu uns in die Klinik kam, war er sehr verzweifelt. Wir testeten ihn daraufhin sehr genau neuropsychologisch nach Funktionsausfällen und konnten am Schluss nachweisen, dass er in seinem anspruchsvollen Beruf nicht mehr einsetzbar war, auch wenn die Funktionseinschränkungen nicht auf den ersten Blick zu erkennen waren. Auf diese Weise konnte er seinen Rentenanspruch dann doch noch durchsetzen und die letzte verbleibende Zeit seiner Familie widmen.

Auch wenn es bitter klingt – nicht einmal die Tatsache, dass man eine tödliche Erkrankung hat, rechtfertigt für sich allein eine Berentung oder sonstige soziale Hilfen. Sie müssen unbedingt Ihre Funktionseinschränkungen angeben, wenn Sie soziale Hilfen in Anspruch nehmen wollen oder einen Rentenantrag stellen. Das gilt umso mehr für psychiatrische Erkrankungen. Sagen Sie, was Sie nicht mehr können und wobei Sie gezielt Hilfe brauchen. Wenn Sie nur Ihre Diagnose nennen, kriegen Sie vielleicht ein mitleidiges Schulterklopfen, aber keine Kostenübernahme.

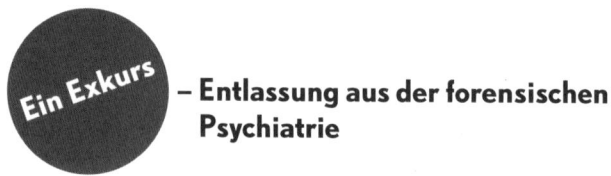 **– Entlassung aus der forensischen Psychiatrie**

Während man aus der Allgemeinpsychiatrie oft schneller entlassen wird, als man möchte (da wird Ihre Krankenkasse schon den Daumen draufhalten – stationäre psychiatrische Behandlung ist teuer, rund 250 Euro am Tag), bleibt man im forensischen Maßregelvollzug länger, als einem lieb ist, denn hier zahlt nicht die Krankenkasse, sondern die Justizkasse – und zwar für alles, selbst wenn der Patient zwischendurch eine Blinddarmoperation braucht.

Ein Patient kann erst dann aus dem Maßregelvollzug entlassen werden, wenn er folgende Bedingungen erfüllt:

- Er hat ein positives Lockerungsgutachten und sich erfolgreich bewährt. Unter Lockerungen versteht man Vergünstigungen – zunächst begleitete, später unbegleitete Ausgänge.
- Er hat einen Arbeitsplatz. Niemand wird in die Arbeitslosigkeit entlassen. Tagesstruktur ist wichtig. Die meisten Patienten kommen in geschützten Werkstätten unter, einige wenige schaffen den Sprung auf den ersten Arbeitsmarkt und kehren in ihren erlernten Beruf zurück, sofern ihre Vorstrafe kein Hindernisgrund ist.
- Er hat eine Wohnung bzw. einen Platz in einer Wohneinrichtung. Das ist oft das größte Problem. Während die Arbeitsplatzsuche im Bereich der geschützten Tätigkeiten relativ unproblematisch ist und die Patienten bereits in der Rehabilitationsphase einen Arbeitsplatz außerhalb der Klinik auf-

suchen, um sich zu bewähren, sind geeignete Wohnheimplätze knapp. Zum einen, weil die Wartelisten ohnehin sehr lang sind, zum anderen, weil viele Wohneinrichtungen Patienten mit forensischem Hintergrund ablehnen. Am schwersten haben es Brandstifter und Sexualstraftäter.

- Ein positives Prognosegutachten von einem externen Gutachter, der *nicht* in der Klinik arbeitet, in der der Patient untergebracht ist.
- Eine positive Entlassungsstellungnahme der Klinik.
- Einen richterlichen Beschluss, der die Aussetzung der Maßregel beschließt. Allerdings ist der Betroffene dann nicht von vornherein komplett frei. Es hat zunächst eine fünfjährige Führungsaufsicht, in der er sogenannte richterliche Weisungen befolgen muss. Die werden im Beschluss einzeln aufgeführt. Dazu gehört, dass er regelmäßig Medikamente zu nehmen hat, sich in der forensischen Ambulanz vorzustellen und sämtlichen Untersuchungen zuzustimmen hat, er darf seinen Wohnort nur mit Genehmigung des Gerichts wechseln und seine Arbeit nicht verlieren. In bestimmten Einzelfällen kommen noch weitere Weisungen hinzu, die genau auf das ehemalige Deliktverhalten abgestimmt sind. Wenn der Patient gegen eine dieser Weisungen verstößt, wird die Aufhebung der einstweiligen Aussetzung der Maßregel beantragt, und er kommt umgehend zurück in den Maßregelvollzug.

Sie sehen also – bevor ein psychisch kranker Straftäter aus dem Maßregelvollzug entlassen wird, gibt es sehr viele Sicherheitsüberprüfungen, und selbst danach wird er viel schärfer beobachtet als ein «normaler» Straftäter. Der «normale» Straftäter wird einfach nur entlassen, kriegt einen Bewährungshelfer (der leider oft komplett überlastet ist und wenig Zeit hat), und damit hat es sich. Hartz IV muss er selbst beantragen, und Perspektiven hat er kaum. Wen wundert es da, dass die Rückfallquote von Haftentlassenen viel höher ist?

Der aus dem Maßregelvollzug entlassene Patient wird wesentlich intensiver betreut und überwacht. Er wird mindestens einmal in der Woche vom ehemaligen behandelnden Arzt des Maßregelvollzugs gesehen, hat oft auch einen persönlichen Bezugsbetreuer im Rahmen einer ASP-Maßnahme, der mehrfach in der Woche nach ihm sieht, eine Arbeit und eine feste Tagesstruktur. Der Preis, den er dafür zahlt, ist die Tatsache, dass er deutlich länger in Unfreiheit verbracht hat als ein «normaler» Straftäter.

Der Sozialpsychiatrische Dienst (SpD)

Wenn Sie aus dem Krankenhaus entlassen wurden und erste Hilfen durch die dortigen Ärzte und Sozialarbeiter angebahnt wurden, haben Sie in der Regel nicht viel mit dem Sozialpsychiatrischen Dienst zu tun. Die meisten Leute wissen nicht mal, dass es ihn gibt, und denken eher an eine politische Partei. Dabei liegt der Teufel im Detail – das kleine p des SpD macht den Unterschied.

Der Sozialpsychiatrische Dienst gehört zum Gesundheitsamt und ist eine Behördendienststelle. Dort arbeiten Fachärzte für Psychiatrie, Sozialarbeiter und Psychologen. Die Aufgaben sind vielfältig. Beratung von psychisch Kranken und ihrem Umfeld, Vermittlung von Hilfsangeboten wie z. B. der oben beschriebenen Allgemeinen Sozialpsychiatrie (ASP), aber auch Hauswirtschaftshilfen (HWH), Pflegediensten und sonstigen Hilfsmöglichkeiten. Dabei vermittelt der Sozialpsychiatrische Dienst nur die Ansprechpartner – er kann niemandem Wohnungen oder Heimplätze besorgen.

Eine weitere Aufgabe liegt in der Krisenintervention. Die Mitarbeiter machen in schwierigen Situationen Hausbesuche, und die Fachärzte werden regelmäßig von der Polizei hinzugezogen, wenn jemand aufgegriffen wurde, der augenscheinlich ein psychiatrisches Problem hat. Gerade auf Polizeiwachen kann man die erstaunlichsten Leute treffen. Ich persönlich habe meine Stammwache immer sehr geschätzt. Die Zusammenarbeit mit der Polizei war für mich während meiner Zeit als Ärztin beim

Sozialpsychiatrischen Dienst sehr wichtig. Gerade die bürgernahen Beamten (BüNaBes) sind unschätzbare Helfer, wenn es darum geht, Menschen zu helfen, die durch alle Raster fallen.

So wie in dem Fall eines Patienten, der aus dem Nahen Osten stammte, sich selbst für einen Geheimdienstoffizier hielt und auf dem Dach seines Wohnhauses ein Boot baute …

Der Betroffene hatte eine schizophrene Psychose. Ab und zu bekamen wir im Sozialpsychiatrischen Dienst Polizeiberichte über ihn. Diese Berichte dienten immer nur unserer Information, es lagen keine Gefährdungen vor. Meistens beschwerten sich die Nachbarn, weil er die Mittagsruhe nicht einhielt, sondern lautstark an seinem Boot hämmerte und sägte.

Leider trafen wir ihn bei unseren Besuchen nie persönlich an und schickten ihm deshalb einen freundlichen Brief, in dem wir ihm Hilfe anboten. Seine Antwort war bemerkenswert. Er schickte uns unseren eigenen Brief zurück, hatte darauf aber in einem englisch-deutschen Kauderwelsch vermerkt, dass er der Geheimdienstoffizier seines Heimatlandes im Nahen Osten wäre. Er berichtete, dass er «Atom-Offizier» sei und die Welt retten müsse. Dazu baue er das Boot.

Ein paar Tage später bekamen wir einen weiteren Brief, diesmal von der Flughafenpolizei. Man fragte an, ob die Angaben dieses Mannes ernst zu nehmen seien. Er war nämlich auf dem Flughafen erschienen, hatte sich als dienstgradmäßig Vorgesetzter der Flughafenpolizei ausgegeben und verlangt, mit den Zuständigen zu sprechen. Wenn jemand ein orientalisch-arabisches Aussehen hat und die Flughafenpolizei sprechen möchte, können Sie sich bestimmt vorstellen, was da auf dem Flughafen los ist. Vor allem, wenn der Mann sich als Atom-Offizier seines Heimatlandes (das auch noch zu den «Schurkenstaaten» gehört) ausgibt und vor einem Atomschlag warnen möchte.

Die Flughafenpolizei verfrachtete ihn postwendend auf die nächste Bereitschaftspolizeiwache, hatte dann aber doch Bedenken, denn so wirklich gefährlich wirkte er nicht, einfach nur ein bisschen … verrückt. Und um sich abzusichern, fragten sie bei uns an, ob dieser Mann gefährlich sei. Ich konnte guten Gewissens antworten, dass man keinen Atomangriff auf den Flughafen befürchten müsse, der von diesem Mann ausginge – er habe ja nur alle warnen wollen.

Da die Flughafenpolizei nicht an seinen Warnungen interessiert war, machte sich der Patient wieder voller Elan an seinen Bootsbau. Als es fast fertig war, gab es einen erneuten Streit mit seinen Nachbarn, und kurz darauf rief mich einer der zuständigen Polizeibeamten an.

«Ja, also ich habe den Eindruck, das mit unserem Bootsbauer wird schlimmer», sagte der Beamte. «Bislang hat er ja nie etwas Aggressives getan, aber diesmal hat er sich mit seinen Nachbarn geprügelt. Vielleicht sollte man da doch mal schauen, ob man nicht eingreifen kann.»

Das Problem, vor dem wir standen, war Folgendes: Wenn ein Mensch psychisch krank ist, aber niemandem etwas tut, kann man ihn nicht gegen seinen Willen behandeln. Wenn eine akute Fremdgefährdung vorliegt, also eine Prügelei, kann man eine Zwangseinweisung für vierundzwanzig Stunden vornehmen. Das geschieht nach dem sogenannten Psychisch-Kranken-Gesetz, kurz PsychKG genannt; Sie erinnern sich bestimmt an die erste Erwähnung dieses Gesetzes zu Beginn dieses Buches, nicht wahr? Aber wenn die Polizei den Betroffenen nicht auf die Wache mitnimmt, liegt keine entsprechende Gefährdung vor.

Für mich ergab sich nun die Fragestellung, ob eine gesetzliche Betreuung (also eine Vormundschaft) notwendig wäre oder nicht. Nachdem ich den Patienten wiederholt nicht angetroffen hatte und seine Briefe immer wirrer wurden, machte ich mir

Sorgen und schaltete das Betreuungsgericht ein, damit eine Vorermittlung von offizieller Seite vorgenommen werden konnte.

Die Vorermittler trafen den Betroffenen tatsächlich an. Er berichtete, dass sein Boot endlich fertig sei und er jetzt auch keinen Streit mehr mit seinen Nachbarn hätte. Auf die Frage, ob er Hilfe bräuchte, berichtete er, dass er allenfalls beim Verladen des Bootes Unterstützung bräuchte, sonst nicht. Da die weiteren Ermittlungen ergaben, dass mittlerweile keine Beschwerden mehr von Nachbarn eingegangen seien, da er die Mittagsruhe nicht länger störte, wurde das Betreuungsverfahren eingestellt.

Auch die Polizeibeamten teilten mir später mit, dass sie keine Probleme mehr mit dem Fall hätten, seit das Boot fertig geworden sei.

Letztlich lag das Problem für die Umgebung nicht darin, dass jemand auf der Dachterrasse eines Hochhauses ein Boot baute, weil er sich für einen Atom-Offizier hielt, der die Welt retten wollte, sondern weil er während der Mittagszeit gehämmert und gesägt hatte …

Leider sind nicht alle Nachbarn derart kulant. Besonders problematisch wird es, wenn es sich um eine Eigentümergemeinschaft handelt und einer der Eigentümer plötzlich psychisch erkrankt und sich seltsam verhält.

So wie in dem Fall einer Frau, die davon ausging, dass Strahlen aus ihren Lichtschaltern kämen, die sie beeinflussen würden. Deshalb beklebte sie im Treppenhaus alle Lichtschalter mit Alufolie, und manchmal schrie sie mitten in der Nacht laut um Hilfe, wenn sie befürchtete, von den Strahlen beeinflusst zu werden.

Natürlich war das für die Nachbarn lästig. Aber niemand mag das offen sagen – es wird dann immer hinter dem Deckmäntelchen der Nächstenliebe verborgen, obwohl es völlig in Ordnung wäre, zu sagen, dass es stört. Man darf auch psychisch Kranke wegen Lärmbelästigung anzeigen. Das ist erlaubt!

Der erste Anruf, den ich in diesem Fall bekam, war der eines jungen Mannes, der sich mir gleich als Rechtsanwalt vorstellte. Wenn sich jemand beim ersten Anruf als Anwalt oder Journalist outet, heißt es immer aufgepasst. Warum erzähle ich meinem Gegenüber am Telefon, was ich von Beruf bin? Natürlich, um meinen Worten ein besonderes Gewicht zu verleihen. Wer seinen Nachbarn wirklich helfen will, schildert den Fall ganz sachlich, erwähnt aber nicht gleich seinen eigenen Beruf, wenn der nichts zur Sache tut.

«Okay», sagte ich. «Wir werden mal versuchen, Kontakt mit ihr aufzunehmen.»

«Aber sagen Sie nicht, dass Sie es von mir wissen!»

«Nein, wir sagen nur ganz allgemein, dass sich die Nachbarn Sorgen machen.»

«Nein, das will ich auch nicht! Dann weiß die sofort, dass ich das bin.»

«Ja, aber wenn die Dame uns nun fragt, wie wir darauf gekommen sind, dass sie eventuell Hilfe braucht, was sollen wir dann sagen?»

«Erfinden Sie doch was.»

«Nein, das mache ich aus Prinzip nicht», widersprach ich. «Ich belüge Patienten grundsätzlich nicht. Und es ist ja auch nicht schlimm, wenn sie weiß, dass ihre Nachbarn sich Sorgen machen. Das ist doch eher nett und fürsorglich, oder?»

Er grummelte etwas vor sich hin, dann meinte er: «Na meinetwegen. Und wie lange dauert das, bis die mit diesem Verhalten aufhört?»

«Das kann ich Ihnen so nicht sagen, ich muss die Dame erst mal kennenlernen und sehen, was überhaupt los ist, ehe ich ein passendes Hilfsangebot machen kann.»

«Na ja, aber wissen Sie, ich will meine Wohnung verkaufen, und die verliert doch an Wert, wenn da so eine Verrückte wohnt, die alles mit Alufolie abklebt und immer schreit. Und wenn die weiß, dass ich sie hier bei Ihnen gemeldet habe, schreit die nachher erst recht, wenn Leute kommen, um meine Wohnung zu besichtigen.»

«Tja, für den Wert Ihrer Wohnung bin ich leider nicht zuständig. Ich kann verstehen, dass Sie das belastet, aber da wird sich keine so schnelle Abhilfe schaffen lassen.»

«Von einer Behörde hätte ich mir da mehr versprochen», sagte er und legte auf.

Es stellte sich später heraus, dass der Fall gar nicht so dramatisch war. Die Patientin selbst war sehr nett und freundlich. Sie litt an einer isolierten wahnhaften Störung und war unkorrigierbar von den Strahlen überzeugt.

Die meisten Nachbarn fanden es gar nicht so schlimm, sondern hatten die über Siebzigjährige als «Unikum» akzeptiert, da sie schon seit mehr als dreißig Jahren dort wohnte. Ein paar Nachbarn kauften sogar regelmäßig für sie ein und meinten, das Schreien würde sich doch in Grenzen halten, und inzwischen würde sie nur noch über die Lichtschalter auf ihrer eigenen Etage Alufolie kleben. Es wurde sehr schnell deutlich, dass die Eigentümergemeinschaft gespalten war – diejenigen, die schon sehr lange dort lebten und die alte Dame noch aus ihren guten Zeiten kannten, akzeptierten den Zustand. Alle, die erst später hinzugekommen waren, fürchteten um den Wert ihrer Immobilie.

Letztlich konnten wir das Problem dadurch lösen, dass wir mit den Eigentümern in einer großen Runde sprachen und Verständnis für die Störung weckten. Der junge Jurist nahm übrigens nicht an dieser Runde teil – er gab an, dass er arbeiten müsse und nicht die Zeit habe, sich um die Probleme seiner Nachbarschaft zu kümmern.

Problematisch wird es auch, wenn alte Menschen langsam von einer Demenz eingeholt werden. Je nachdem, wie gut die Nachbarschaft funktioniert, kann man alten Menschen noch sehr lange den Verbleib in der eigenen Wohnung ermöglichen. Bei einer schwierigen Nachbarschaft können dagegen regelrechte Hexenjagden losgehen.

Ein positives Beispiel für funktionierende Nachbarschaft: Eine alte Dame hatte innerhalb von zwei Wochen fünfmal die Feuerwehr im Haus, weil sie vergessen hatte, die Herdplatte abzudrehen, ehe sie das Haus verließ. Der Hausverwalter informierte uns, weil ihr die Wohnungskündigung drohte. Wir besuchten die alte Dame, die sehr verzweifelt war. Sie war erst am Beginn der Demenz, konnte sich noch an vieles erinnern, aber sie wurde, was den Herd betraf, immer vergesslicher. Sie brauchte ihn nur, um ihren Teekessel zum Kochen zu bringen, ihre täglichen Mahlzeiten bekam sie vom «Essen auf Rädern» geliefert.

Wir setzten uns alle zusammen und kamen zu einem ganz pragmatischen Vorschlag: Da sie den Herd nicht mehr brauchte, klemmte der Hausmeister ihn ab, sodass er nicht mehr angeschaltet werden konnte. Und ihre Nachbarin brachte ihr einen Wasserkocher mit Abschaltautomatik mit, damit sie sich weiterhin ihren Tee kochen konnte.

Manchmal sind es einfach nur Kleinigkeiten.

Wie man mit Schizophrenen diskutieren kann

Es gibt aber auch Situationen, in denen die Nachbarschaft zwar funktioniert, aber der Erkrankte seine wohlmeinenden Nachbarn in sein Wahnsystem einbaut. So wie in dem Fall eines jungen Mannes, der bis zum Ausbruch seiner schizophrenen Psychose ein beliebtes Mitglied der Nachbarschaft gewesen war, aber den Nachbarn nun durch sein sonderbares Verhalten Angst machte und ihnen zugleich gehörig auf die Nerven ging.

Er klingelte nämlich nachts an ihren Wohnungstüren und beschwerte sich lautstark, dass sie ihn abhören würden. Wenn die Nachbarn das bestritten, warf er ihnen entgegen, dass sie überall in seiner Wohnung Wanzen installiert hätten, durch die sie ihn beschimpfen würden. Er drohte ihnen mit Strafanzeigen und war bereits mehrfach bei der Polizei gewesen, aber nachdem ihm die Polizeibeamten geraten hatten, zum Arzt zu gehen, und sich weigerten, eine weitere Anzeige entgegenzunehmen, war er felsenfest davon überzeugt, dass die Polizei mit seinen Nachbarn unter einer Decke steckte.

Er war seit ein paar Monaten arbeitslos, sodass seine Erkrankung lange Zeit nicht aufgefallen war. Abgesehen von seinen Wahnideen war er noch in der Lage, seinen Alltag ganz normal zu organisieren und im Internet Nachforschungen zu betreiben. Dabei war er auf ein Forum gestoßen, in dem es um die Möglichkeiten des US-Heimatschutzes ging. Laut diesem Internetforum besaß der amerikanische Heimatschutz bereits seit 2010 die Möglichkeit, die Gedanken von anderen Leuten zu lesen und zu veröffentlichen. Und nun fragte sich der Patient, warum er wohl ins Visier des US-Heimatschutzes geraten sei und weshalb seine Nachbarn alle amerikanische Agenten waren.

Je mehr er sich in seine Überzeugungen hineinsteigerte, umso wütender wurde er. Jedes Mal wenn er glaubte, abgehört zu werden, versuchte er nun, da ihm die Polizei nicht half, die «Schuldigen» zur Rede zu stellen. Er klingelte weiterhin mitten in der Nacht an den Türen und beschimpfte seine Nachbarn. Die riefen daraufhin die Polizei, und nun musste der Patient erleben, dass die Polizei, die sich geweigert hatte, seine Anzeigen entgegenzunehmen, und ihn lieber zum Psychiater schicken wollte, auf Seiten seiner Nachbarn stand! Seine Überzeugung, Opfer einer Verschwörung des US-Heimatschutzes zu sein, verfestigte sich.

Nach dem ersten Polizeieinsatz vor Ort bekamen wir einen Polizeibericht, in dem wir im typisch sachlich-nüchternen Stil über die Vorgänge informiert und um Überprüfung der Situation gebeten wurden.

Da ich die Erfahrung gemacht habe, dass die meisten Menschen sehr erschüttert sind, wenn plötzlich ein Psychiater vom Gesundheitsamt an ihrer Tür klingelt, oder womöglich gar nicht öffnen, hatte ich es mir angewöhnt, bei derartig gelagerten Fällen erst einmal einen freundlichen Brief zu schreiben und ein Hilfsangebot zu machen. Jemand, der gleich an der Tür klopft, wird als Bedrohung empfunden, aber wenn die Hilfe ganz unverbindlich per Brief angeboten wird, kann der Betroffene sie viel leichter annehmen.

Tatsächlich rief mich der Patient an. Er erzählte mir am Telefon seine Wahnerlebnisse und gab an, er wäre auch schon mal für einen Tag in einer Klinik gewesen, weil er gern überprüfen lassen wollte, ob man auch Abhörgeräte in seinen Kopf gepflanzt hätte, während er geschlafen hatte. Aber die Ärztin dort hätte ihm sofort gesagt, er habe eine psychische Erkrankung, und sich geweigert, ihn zu röntgen und den Chirurgen vorzustellen, damit die Mikrosensoren aus seinem Kopf entfernen könnten. Er war der Meinung, sie wollte ihn für verrückt erklären, um die Machenschaften des US-Heimatschutzes in Deutschland zu vertuschen.

Ich schlug ihm vor, persönlich in unserer Dienststelle zu erscheinen, damit wir die Sache in Ruhe besprechen könnten. Er stimmte zu, und ich war gespannt, ob er zum vereinbarten Termin kommen würde.

Tatsächlich erschien er am folgenden Tag pünktlich. Ein gepflegter junger Mann, dem man seine Krankheit nicht ansah, die aber sofort offensichtlich wurde, sobald er anfing, seine Geschichte zu erzählen. Er hatte mehrere handschriftlich eng beschriebene DIN-A4-Seiten dabei, auf denen er akribisch alle Ereignisse der letzten Monate vermerkt hatte.

«Wissen Sie, was ich am wenigsten verstehe?», fragte er mich. «Wie meine Nachbarin es hingekriegt hat, dass ich ihre Stimme sogar im Flugzeug gehört habe. Da oben war ja nicht mal mehr Handy-Empfang. Deshalb wollte ich überprüfen, ob die mir einen Sender eingebaut haben. Aber es kann natürlich auch sein, dass die das über Gedankenmanipulation hinkriegen. Sie kennen sich damit aus, nicht wahr?»

«Mit Gedankenmanipulation?»

«Ja, ich dachte, weil Sie Ärztin sind. Es ist ja bekannt, dass der US-Heimatschutz damit schon seit 2010 arbeitet. Woher sollen meine Nachbarn sonst auch meine Gedanken kennen und wissen, wann ich fliege?»

«Also ich habe nie davon gehört, dass der US-Heimatschutz Gedanken lesen oder vervielfältigen kann. Ich glaube auch ehrlich gesagt nicht daran, dass die das können. Sonst würden die doch alle ihre Abhörspezialisten entlassen. Wozu soll man Telefonanlagen abhören, wenn man gleich die Gedanken anzapfen kann?»

Über das Argument dachte er eine Weile nach.

«Vermutlich, weil das Gedankenlesen teurer ist, als die Telefonanlagen abzuhören», sagte er schließlich. Und dann sah er mich skeptisch an. «Glauben Sie mir?»

«Ich bin davon überzeugt, dass Sie mich nicht belügen», sagte ich. «Aber es gibt noch eine andere Erklärung für das, was Sie da gerade erleben.»

«Und welche?»

«Das Phänomen, das Sie beschreiben, kennt man unter dem Begriff ‹Gedankenausbreitung›. Man bezeichnet damit den Zustand, in dem Sie das Gefühl haben, dass alle Ihre Gedanken lesen können. Und für die Stimme Ihrer Nachbarin, so hoch über den Wolken im Flugzeug, gibt es auch eine Erklärung – es könnte sich um eine Fehlschaltung in Ihrem Hörzentrum halten. Es war gar nicht die echte Stimme Ihrer Nachbarin. So etwas passiert, wenn der Stoffwechsel des Gehirns durcheinandergekommen ist.»

Die technische Beschreibung der Fakten ließ ihn wieder eine Weile nachdenken.

«Kann das durch Mikrochips im Gehirn ausgelöst werden?»

«Nein, das wird durch ein Stoffwechselungleichgewicht im Gehirn ausgelöst. Wenn das Gehirn aus irgendeinem Grund zu viel von einem bestimmten Botenstoff produziert, passiert so etwas.»

«Und was kann man dagegen machen?»

«Man kann Tabletten dagegen nehmen. Die sorgen dafür, dass die Botenstoffe im Gehirn wieder aufs Normalmaß reguliert werden. Dann verschwindet die Gedankenausbreitung, und Sie hören auch keine Stimmen mehr.»

«Dann kommt das also häufiger vor, wenn es sogar schon Tabletten gibt?»

«Ja, das kommt häufiger vor.»

«Dann wissen Sie also doch, dass der US-Heimatschutz Gedanken lesen kann, wenn es dagegen jetzt sogar schon Medikamente gibt, oder?»

Einen Moment lang war ich platt. Da hatte ich so eine schöne Argumentationskette erschaffen, und sofort war er wieder beim Heimatschutz.

«Was der Heimatschutz damit zu tun hat, kann ich nicht beurteilen», sagte ich vorsichtig, «aber ich weiß, dass diese Medikamente wirken.»

«Was sind das für Medikamente?»

Ich schrieb ihm ein paar der gebräuchlichsten Antipsychotika auf. Er googelte sofort in seinem Smartphone.

«Das ist gegen Psychosen», stellte er irritiert fest.

«Ja.»

«Sie meinen also, ich bilde mir das alles nur ein und bin verrückt?»

«Nein», entgegnete ich. «Für Sie ist das Realität – aber die Frage ist, was die Ursache an Ihrem Erleben ist. Und die wahrscheinlichste Ursache ist dieses Stoffwechselungleichgewicht im Gehirn. Wenn man viel Stress hat, kann das schon mal passieren. Sie können sich ja im Internet über die Medikamente ausführlich informieren, und dann können wir darüber auch noch mal sprechen. Es ist eine Möglichkeit, dass dieses Gefühl der Überwachung und Verfolgung verschwindet.»

Er nahm den Zettel, auf den ich die Medikamente geschrieben hatte, und las die Namen der Präparate noch mal aufmerksam.

«Kann die mir auch der Hausarzt verordnen?»

«Ja, aber es wäre besser, wenn Sie zu einem Facharzt gehen. Ich kenne da jemanden, der sich gut mit solchen Problemen, wie Sie sie haben, auskennt. Soll ich mal mit dem Arzt reden?»

«Ja, machen Sie das. Wann soll ich Sie wieder anrufen?»

«Am besten morgen. Und dann können Sie auch alles fragen, was Sie noch zu den Medikamenten wissen wollen.»

«Und Sie glauben wirklich, die Polizei würde aufhören, mich zu überwachen, wenn ich Medikamente nehme? Ist es das? Will die Polizei, dass ich Medikamente nehme? Oder will das der Heimatschutz? Oder die Polizei, damit der US-Heimatschutz mich nicht mehr überwacht? Aber dann hätten die mir das doch selbst sagen können. Oder durfte die Polizei mir das nicht so direkt sagen, weil der Heimatschutz dann Probleme gemacht hätte?»

«Ich bin hundertprozentig davon überzeugt, dass Sie nicht mehr überwacht werden, wenn Sie die Medikamente nehmen.»

«Okay, dann sagen Sie der Polizei, dass ich die Medikamente nehme und die dafür die Überwachung einstellen sollen.»

Tatsächlich rief der Patient mich am folgenden Tag erneut an, und ich konnte ihn bei einer sehr guten psychiatrischen Arztpraxis unterbringen, die in der Lage war, auf ihn einzugehen und dazu zu bringen, regelmäßig Medikamente zu nehmen. Seither gab es keine Polizeiberichte mehr, und der Patient erholte sich von seiner schweren Psychose.

In diesem Fall war es gelungen, eine gemeinsame Gesprächsebene zu finden. Ich konnte ihn während der akuten Erkrankung zwar nicht davon überzeugen, dass er krank war, aber ich konnte ihn immerhin dazu bringen, sich auf einen Behandlungsversuch einzulassen. Auch wenn sein Motiv ein anderes war – er wollte nicht mehr überwacht werden und sah die Medikation als Bedingung dafür.

An diesem Punkt ist es wichtig, die Realität des Patienten einfach stehen zu lassen. Da die Überwachung ohnehin nur in seinem Kopf stattgefunden hatte, konnte ich mit gutem Gewissen bestätigen, dass sie aufhören würde, wenn er Medikamente nehme.

Wie man an diesem Beispiel sieht, ist es wichtig, den Patienten dort abzuholen, wo er steht, und auf seine Argumente – mögen sie einem auch noch so absurd erscheinen – einzugehen. Wenn man Glück hat, findet man in der Diskussion irgendwo den Punkt, an dem man ihn dazu bringen kann, eine Medikation zu akzeptieren. Und da das Problem ja tatsächlich aufgrund einer Hirnstoffwechselstörung hervorgerufen wurde, ist die Medikation die einzig mögliche Hilfe. Man kann keine Psychotherapie mit jemandem machen, der ein anderes reales Erleben hat – denn man wird ihn nie überzeugen können, dass sich das alles nur in seinem Kopf abspielt. Im schlimmsten Fall baut er einen mit in sein Wahnsystem ein – so wie die Ärztin in der Klinik, an die er sich zunächst gewandt hatte, um überprüfen zu lassen, ob man etwas in sein Gehirn gepflanzt hatte.

Außerdem wird an diesem Fall noch etwas deutlich: Die Betroffenen wollen Hilfe. Sie sind keine ungesteuerten, unerreichbaren Irren, sondern ihr Verstand funktioniert immer noch – sie sind Argumenten zugänglich, aber sie haben das Problem, dass ihr Gehirn ihnen falsche Informationen liefert, sodass sie viele unserer Argumente nicht mehr nachvollziehen können. Da wir aber lieber auf unseren eigenen Verstand hören als auf andere Menschen, ist es für jemanden mit einer akuten Psychose sehr schwierig, Vertrauen zu fassen. Das geht nur, wenn man ihm zuhört und solche Argumente verwendet, die er nachvollziehen kann. Ein Gegenüber, das meint, es müsse von Anfang an klarstellen, wer der Normale und wer der Verrückte ist, hat an diesem Punkt schon verloren.

Die isolierte wahnhafte Störung

Die Symptome von Menschen, die an einer isolierten wahnhaften Störung leiden, sind zunächst ganz ähnlich wie die einer Schizophrenie. Aber sie betreffen nur eine einzige Wahnidee, von der der Betroffene felsenfest überzeugt ist. Und die Ursachen hierfür liegen nicht in einer Stoffwechselstörung des Gehirns, sodass Medikamente leider keine ausreichende Hilfe bringen.

Oftmals steht die wahnhafte Störung symbolisch für etwas – und wenn es sich um Einsamkeit handelt, wird es ganz besonders schwierig. So wie in dem Fall einer alten Frau, die mehrfach bei der Polizei gewesen war, um einen Stalker anzuzeigen. Die Geschichten, die sie vorbrachte, waren so hanebüchen, dass die Beamten mich informierten, damit ich Kontakt zu ihr aufnehmen konnte.

Nach den ersten Polizeiberichten dachte ich zunächst an eine schizophrene Psychose, aber sobald mir die Frau in meinem Büro gegenübersaß und zu erzählen begann, wurde mir klar, dass es nicht ganz so einfach war.

Sie berichtete, dass sie vor dreißig Jahren eine Beziehung zu einem Mann gehabt habe, der sich von ihr getrennt hatte. Aber er habe es später bereut und mehrfach versucht, wieder Kontakt zu ihr aufzunehmen. Sie habe jedoch, da er sie so schmählich verlassen habe, nichts mehr mit ihm zu tun haben wollen. Daraufhin habe er angefangen, sie zu stalken, und das ginge nun schon seit fast dreißig Jahren so. Ursprünglich hätte sie in Bayern gelebt, aber als sie vor vielen Jahren nach Bremen gezogen sei, sei er ihr gefolgt. Sie berichtete, wie sie ihn mehrfach in der Bremer Innenstadt gesehen hätte. Er habe dann immer so getan, als würde er sie nicht erkennen, aber sie habe genau gewusst, dass er es war. Inzwischen lebe sie in Hamburg, und hier sei es noch viel schlimmer geworden. Er habe sich einen Nachschlüssel für ihre Wohnung besorgt und würde die Wohnung regelmäßig durchsuchen, wenn sie nicht da sei. Er sei sehr geschickt dabei, aber manchmal liege ein Stift etwas anders als zuvor, oder eine Schublade wäre nicht ganz korrekt verschlossen. Sie hätte auch schon Haare vor die Tür geklebt, die dann immer zerrissen seien, wenn sie zurückkäme. Das sei in ihren Augen ein eindeutiger Beweis, aber die Polizei glaube ihr einfach nicht.

Ich fragte sie, woher er den Schlüssel für ihre Wohnung haben könnte.

«Ja, das wüsste ich auch gern. Ich bin in den letzten sieben Jahren schon zweimal umgezogen, aber er schafft es immer wieder, einen Schlüssel zu bekommen, und dann durchsucht er meine Wohnung.»

«Und warum tut er das?»

«Das weiß ich auch nicht so genau. Ich vermute, weil er wissen will, ob ich einen neuen Freund habe.»

«Wann haben Sie ihn denn das letzte Mal gesehen?»

«Das ist noch gar nicht so lange her, das war vor sechs Wochen in der Innenstadt. Er hat aber wieder so getan, als würde er mich nicht erkennen.»

«Und woran haben Sie ihn erkannt? Er hat sich doch in den letzten dreißig Jahren bestimmt auch verändert.»

«Nein, er sah so aus wie damals.»

«Wie alt wäre er denn jetzt?»

«Zweiundsiebzig.»

«Und Sie haben ihn zuletzt gesprochen, als er zweiundvierzig war?»

«Nein, ich habe ihn ja oft gesehen, weil er mir ja überallhin gefolgt ist.»

«Warum tut er das?»

«Weil er eifersüchtig ist. Er hat mir nie verziehen, dass ich keine Beziehung mehr zu ihm wollte, nachdem er mich verlassen hatte.»

«Und deshalb verfolgt er Sie seit dreißig Jahren und taucht überall auf, wo Sie gerade wohnen?»

«Ja.»

«Ich verstehe aber immer noch nicht, was er davon hat. Das ist ja unheimlich zeitaufwändig, Ihnen ständig hinterherzuspionieren, aber dann nie irgendwelche Hinweise zu hinterlassen. Warum macht er das Ihrer Meinung nach?»

«Weil er nicht von mir loskommt.»

«Aber er hat Sie doch damals verlassen.»

«Ja, aber dann wollte er ja wieder eine Beziehung mit mir, und ich wollte sie nicht mehr. Und seither verfolgt er mich.»

«Wie war das denn damals, als er die Beziehung zu Ihnen wiederaufnehmen wollte?»

«Er hat angerufen und gefragt, ob wir es noch mal miteinander versuchen wollen. Ich habe dann sofort ‹Nein› gesagt. Daraufhin hat er gesagt, das würde mir noch leidtun, ich würde sowieso keinen anderen mehr finden. Ehe ich noch etwas sagen konnte, hat er aufgelegt. Das war eine Drohung! Seither verfolgt er mich.»

«Hatten Sie danach noch eine weitere Beziehung?»

«Nein, das hat er ja alles kaputt gemacht. Er wollte ja, dass ich nie mehr einen anderen Mann finde. Er hat alles zerstört.»

«Wie denn?»

«Na, weil er mir immer nachschnüffelt. Da hatte ich keine Zeit für andere Männer.»

«Warum nicht?»

Sie lachte bitter auf. «Wie hätte ich denen erklären sollen, dass ich immer noch von meinem Ex gestalkt werde? Die hätten mich doch für verrückt erklärt.»

«Und haben Sie sonst irgendwelche Freunde oder Bekannten, mit denen Sie etwas unternehmen können?»

«Ja, ich habe da ein paar Freundinnen.»

Bei der Erwähnung der Freundinnen blühte sie sichtbar auf und erzählte von gemeinsamen Ausflügen und Unternehmungen.

«Was sagen Ihre Freundinnen denn dazu?»

«Ach, denen habe ich das lieber nicht gesagt, die würden mich ja für verrückt halten. Die sind alle verheiratet, bis auf die Susanne, die ist Witwe. Die kennen so was nicht und können sich das gar nicht vorstellen. Die sind glücklich mit ihren Kindern und Enkelkindern.» Sie seufzte.

«Hätten Sie auch gern Enkelkinder?»

«Ja, aber das hat mir der Kerl ja alles kaputt gemacht. Der hat mir alles genommen, und er hört einfach nicht auf damit. Ich weiß nicht, warum!»

Je ausführlicher ich mich mit ihr unterhielt, umso deutlicher wurde das Problem. Eine Schizophrenie konnte ich ausschließen, weil sie im normalen Kontakt zu ihren Freundinnen und Bekannten unauffällig war und die Geschichte mit dem vermeintlichen Stalking sogar verheimlichte, weil sie selbst darum wusste, wie seltsam das anmuten würde. Ein Mensch mit einer schizophrenen Psychose kann das nicht, der will alle davon überzeugen, was wirklich abläuft, und isoliert sich deshalb komplett.

Im weiteren Verlauf des Gesprächs kam heraus, dass die Beziehung zu diesem Mann die einzige partnerschaftliche Beziehung gewesen war, die sie überhaupt jemals gehabt hatte. Und von ihren Beschreibungen her wurde immer deutlicher, dass die Trennung von seiner Seite erfolgt war, weil er eine andere Frau gefunden hatte. Diese Beziehung hatte anscheinend nur kurz gedauert, dann war er wieder allein gewesen und hatte versucht, erneut mit ihr zusammenzukommen. Da sie von seinem Verhalten sehr enttäuscht war, sagte sie – obwohl sie eigentlich noch sehr an ihm hing – zunächst «Nein», ganz in der Hoffnung, er werde um sie kämpfen. Dies war nicht erfolgt. Er hatte ihr Nein mit einer Beleidigung, von wegen, sie würde ja doch keinen anderen mehr finden, akzeptiert. Diese Kränkung war so massiv, vor allem, da es noch eine innere Bindung gab, dass sie nicht von ihm loskam. Sie sah ihn überall, ohne dass er wirklich da war, und blockierte sich damit für andere Beziehungen.

Ich schlug ihr vor, die Problematik in einer Psychotherapie zu bearbeiten, doch sie sagte: «Nein, was habe ich davon? Ein Psychotherapeut wird ja kaum verhindern können, dass der mich weiter stalkt. Er ist ja derjenige, der eigentlich eine Therapie braucht, damit er mich endlich in Ruhe lässt und von mir loskommt.»

Dann sah sie mich noch einmal ernst an und fügte hinzu: «Eigentlich hätte ich mir hier ja mehr Hilfe erwartet, wie ich mit diesem Stalker umgehen sollte. Aber es ist wohl leichter, mich in eine Psychoecke zu schieben, als den wahren Täter endlich mal zur Rede zu stellen. Das wollte die Polizei ja schon nicht. Ich schätze, weil er da Freunde hat.»

Dann ging sie, und ich habe nie wieder etwas von ihr gehört.

Wenn alles andere nicht mehr hilft –
die Zwangseinweisung

Gehören Sie zu den Menschen, die vor der Lektüre dieses Buches glaubten, eine Einweisung in die Psychiatrie bedeute das Gleiche wie «Zwangseinweisung»?

Inzwischen wissen Sie, dass man bei einer psychiatrischen Erkrankung ebenso freiwillig mit einer ärztlichen Einweisung in die Klinik geht wie bei einer Herzerkrankung. Sie wissen inzwischen auch, dass die «Zwangseinweisung» nichts mit der forensischen Psychiatrie zu tun hat, weil man nur dann in den forensischen Maßregelvollzug kommt, wenn man wegen einer Straftat rechtskräftig von einem Gericht verurteilt wurde.

Aber wann ist nun eine sogenannte «Zwangseinweisung» gemäß den Richtlinien des Psychisch-Kranken-Gesetzes notwendig und zulässig?

Hierzu ein paar Fallbeispiele.

Eine an einer Demenz erkrankte alte Dame, die bislang noch mit ihrem Ehemann in ihrer eigenen Wohnung gelebt hatte, war in die Kurzzeitpflege gekommen, da ihr Mann wegen einer Operation ins Krankenhaus musste. Ihre Demenz war so weit fortgeschritten, dass sie ständiger Aufsicht bedurfte. Für ihren Ehemann, der seit Jahren mit der Erkrankung seiner Frau lebte, war das kein Problem, aber nachdem er nun für drei Wochen ausfiel, musste eine andere Lösung gefunden werden. Für solche Fälle gibt es Heime, die sich darauf spezialisiert haben, pflegebedürftige Menschen für ein paar Tage bis Wochen aufzunehmen, wenn sich sonst niemand um sie kümmern kann. Das nennt sich Kurzzeitpflege.

Problematisch wird es, wenn die Patienten eine Demenz haben. Manche neigen dazu, das Heim zu verlassen und sich zu verirren, weil sie sich in dieser Umgebung nicht auskennen. Wenn das Heim einen eingezäunten Garten hat, ist das meist kein Problem, weil man die alten Leute findet, ehe sie sich verlaufen können. Wenn das Heim aber mitten in der Stadt an einer vierspurigen Hauptstraße liegt, können solche Ausflüge ganz schnell lebensgefährlich werden, denn Menschen mit Demenz haben Probleme damit, den Verkehr richtig einzuschätzen. Es ist den Heimen zudem verboten, einfach die Tür abzuschließen, um zu verhindern, dass demente Bewohner unbemerkt rausgehen. Das wäre Freiheitsberaubung und ist strafbar.

Die alte Dame war bereits am ersten Tag dreimal auf der Straße aufgegriffen worden. Am zweiten Tag fing sie an, das Pflegepersonal mit ihrem Spazierstock zu schlagen und ihre Zimmernachbarin aus dem gemeinsamen Zimmer zu vertreiben. Die Situation wurde unhaltbar, und die anderen Bewohner hatten bereits Angst vor der resoluten Dame, die sich ihren Weg nach draußen wie ein trotziges kleines Kind per Spazierstock freikämpfen wollte.

Mit ihr zu reden hatte keinen Zweck, weil sie nicht mehr verstand, wo sie eigentlich war. Je länger man auf sie einredete, umso aggressiver wurde sie. Als ich im Pflegeheim erschien, drohte sie mir ebenfalls mit dem Spazierstock, noch ehe ich mich überhaupt vorstellen konnte.

Ich versuchte dennoch, mit ihr ins Gespräch zu kommen, woraufhin sie mich anschrie: «Was erzählst du da für einen Mist! Du bist doch gar keine Ärztin!»

Es folgten noch ein paar unflätige Schimpfworte. Ich wich mehrere Schritte zurück, doch sie folgte mir und versuchte, mich mit ihrem Spazierstock zu schlagen. Ich wich aus, gerade noch rechtzeitig, denn im nächsten Moment knallte sie den Stock mit ungeahnter Kraft dort gegen die Wand, wo ich kurz zuvor noch gestanden hatte. Im Putz blieb eine tiefe Kerbe zurück.

«Du Miststück, du verdammtes!», schrie sie dabei.

Okay, manchmal ist es nicht möglich, mit Leuten zu reden, da muss man handeln. Und das hieß in diesem Fall Zwangseinweisung in die Gerontopsychiatrie wegen akuter Eigen- und Fremdgefährdung.

In der Gerontopsychiatrie nahm man ihr als Erstes den Spazierstock weg und gab ihr stattdessen einen Rollator, mit dem sie zwar laufen, aber nicht hauen konnte. Außerdem war die Tür auf der Station abgeschlossen.

Manche alte Menschen, die nicht mehr in der Lage sind, aufgrund einer Demenz tragfähige Entscheidungen zu treffen, haben einen gesetzlichen Betreuer. Oft übernehmen Töchter oder Söhne die Rolle des gesetzlichen Betreuers für ihre alten Eltern. Hilfreich ist es, wenn man sich schon in gesunden Zeiten mit seinen Angehörigen darüber verständigt hat, was passieren soll, wenn man irgendwann einmal nicht mehr in der Lage ist, für sich selbst zu entscheiden. Patientenvollmachten sind eine gute Alternative zur Betreuung, weil sie dem Bevollmächtigten die gleichen Rechte wie einem gesetzlichen Betreuer einräumen.

Auch ein gesetzlicher Betreuer kann eine zwangsweise Unterbringung in einer Klinik beim Betreuungsgericht beantragen, allerdings dauert dies oft einige Tage, weil unter das Betreuungsrecht keine akuten, sondern nur mittelbare Gefährdungen fallen. Doch wie unterscheidet man eine akute von einer mittelbaren Gefährdung? Hierzu ein weiteres Beispiel.

Ein Hausarzt rief mich an und berichtete, dass er eine Patientin habe, die sehr dement sei. Der Pflegedienst habe bereits zweimal festgestellt, dass sie ihren Herd nicht abgestellt habe. Nun hätten alle Beteiligten Angst, dass sie das Haus dadurch in Brand setzen könne. Er bat mich deshalb, die alte Dame in der Psychiatrie unterzubringen. Ich fragte ihn, wann sie das letzte Mal vergessen habe, den Herd abzudrehen.

«Das war vor zehn Tagen.»

«Und seither ist nichts passiert?»

«Nein, aber es könnte jederzeit wieder geschehen.»

«Na ja, aber das Problem liegt darin, dass im Moment keine akute Gefährdung vorliegt. Sie hat zweimal vergessen, den Herd abzuschalten, der Pflegedienst kommt dreimal täglich – das ist jetzt kein Grund für eine Zwangseinweisung, zumal man das Problem damit dauerhaft nicht lösen kann. Wie wäre es, wenn man die Sicherung des Herdes einfach abschaltet?»

«Ja, aber sie kann auf Dauer nicht mehr allein wohnen. Und sie hat auch sonst keine Angehörigen, nur den Pflegedienst.»

«Okay, das sehe ich ein, aber dann bräuchte sie eine gesetzliche Betreuung mit den Aufgabenkreisen Gesundheitssorge und damit verbundenes Aufenthaltsbestimmungsrecht, sowie Wohnungsangelegenheiten, damit man ihr einen angemessenen Heimplatz suchen kann.»

Der Hausarzt war ein sehr engagierter Mann und fragte mich, wie er die gesetzliche Betreuung beantragen könne. Ich erklärte es ihm.

Der einfachste Weg ist der, dass man beim zuständigen Betreuungsgericht einen Antrag auf Einrichtung einer gesetzlichen Betreuung stellt. Das darf jeder Bürger – auch Nachbarn. Damit kein Missbrauch damit getrieben werden kann, beauftragt das Amtsgericht grundsätzlich die Betreuungsstelle mit einer Vorermittlung. Das ist eine eigene behördliche Abteilung, die nur damit beschäftigt ist, zu überprüfen, ob jemand wirklich eine gesetzliche Betreuung braucht. Wenn bereits ein ärztliches Attest beiliegt, das die Gefährdung und Erkrankung begründet, kann es unter Umständen sehr schnell gehen.

Es kann aber auch lange dauern, wenn der Betroffene nicht damit einverstanden ist. Entweder wird die Betreuung dann schon von den Vorermittlern als nicht notwendig eingestuft, oder es wird ein psychiatrisches Gutachten in Auftrag gegeben. Das dauert im besten Fall sechs Wochen, im schlimmsten Fall mehrere Monate – je nach Gutachter.

Der Hausarzt bedankte sich für die Erklärung und regte noch am selben Tag eine gesetzliche Betreuung an, die in dem Fall auch recht schnell eingerichtet wurde, da die alte Dame in diesem Beispiel damit einverstanden war.

Die Hürden für eine Betreuung gegen den Willen des Betroffenen sind dagegen sehr hoch. Prinzipiell ist das zu begrüßen, denn nur so kann man Missbrauch verhindern, aber manchmal kann es auch arge Probleme bereiten.

Wie in dem Fall einer alten Dame, die nicht nur an einer beginnenden Demenz litt, sondern auch an einer Psychose. Sie war davon überzeugt, dass ihr alle Häuser in der Nachbarschaft gehörten, und forderte mit steigender Vehemenz Mietzahlungen von ihren Nachbarn ein. Für diese war dieser Zustand nur schwer erträglich, zumal sie auch nicht davor zurückschreckte, Passanten anzupöbeln, Autos mit Zetteln zu bekleben und Gartenzäune mit Farbe zu verunstalten.

Vor einigen Jahren hatte sie bereits einmal eine gesetzliche Betreuung bekommen, doch sie hatte sich mit Hilfe ihres Anwalts erfolgreich aus der Betreuung herausgeklagt. Wenn die Polizei oder Amtsärzte an ihrer Tür klingelten, weigerte sie sich, die Tür zu öffnen. Wenn keine Gefahr im Verzug ist, ist die Wohnung unantastbar, und so gab es nur die Aussagen der Nachbarn. Die Vorermittler der Betreuungsstelle wurden ebenso vor der Tür stehen gelassen wie der vom Gericht bestellte psychiatrische Gutachter.

Erst als sie im Winter wiederholt im Nachthemd auf der Straße aufgegriffen worden war, konnte sie wegen akuter Eigengefährdung (sie hätte erfrieren können) gegen ihren Willen in die Klinik eingewiesen werden, wo eine Behandlung erfolgte.

Für die Umwelt ist es oft schwer nachzuvollziehen, warum man in solchen Fällen nicht schneller handeln kann. Aber andererseits sollte sich jeder die Kehrseite der Medaille überlegen – wer möchte schon in einem Land leben, in dem es reicht, wenn Nachbarn einen irgendwo melden, damit man «abgeholt» wird? Und was «verrückt» ist, liegt bei Laien oft im Auge des Betrachters.

Hierzu ein anderes Beispiel.

Eines Tages rief ein sehr aufgeregter Mann mit leichtem Akzent in der Dienststelle an und verlangte die Zwangseinweisung seiner Nachbarin in die geschlossene Psychiatrie.

«Warum?», fragte ich.

«Weil die Frau verrückt ist!»

«Was macht sie denn?»

«Sie ist über siebzig Jahre alt und sonnt sich *nackt* auf ihrem Balkon!»

«Aha. Und was macht sie sonst noch?»

«Sie ist nackt auf dem Balkon!», wiederholte er nachdrücklich.

«Das ist nicht verboten und auch noch kein Hinweis auf eine psychische Erkrankung», erwiderte ich.

«Eine normale Frau geht nicht nackt auf den Balkon. Außerdem widerspricht das meinem Glauben!»

«Ihrem Glauben?»

«Ich bin ein gläubiger Muslim!»

«Okay, ich verstehe, dass das für Sie ein Problem ist, aber ich kann daran jetzt nichts ändern. Sie können sich entweder bei der

Hausverwaltung beschweren oder einen Sonnenschirm aufstellen, damit Sie die Frau nicht mehr sehen. Das ist aber kein psychiatrisches Problem.»

«Aber hören Sie, die Frau ist schon über siebzig! Und dann nackt auf dem Balkon! Das ist doch verrückt.»

«Das kann ich so nicht beurteilen. Es ist auf jeden Fall kein Grund für eine psychiatrische Behandlung gegen ihren Willen. Es besteht keine akute Eigen- oder Fremdgefährdung.»

«Ich habe auch zwei minderjährige Söhne, was sollen die denn denken, wenn gegenüber eine alte Frau nackt herumläuft? Die werden in ihrer sittlichen Entwicklung gefährdet!»

«Stellen Sie einen Sonnenschirm auf und warten Sie einfach ab. Wir haben schon September, in ein paar Wochen hat sich das Problem von selbst erledigt. Sie könnten Ihre Nachbarin aber auch mal darauf ansprechen. Vielleicht stellt sie dann selbst einen Sonnenschirm auf, weil ihr gar nicht klar war, dass Sie sie sehen und sich belästigt fühlen.»

«Aber das ist doch verrückt!»

«Einen Sonnenschirm aufzustellen?»

«Nein, dass die da nackt auf dem Balkon ist! Mit über siebzig!»

Ich fragte mich insgeheim, ob er auch so einen Aufstand gemacht hätte, wenn die Betroffene siebzehn statt siebzig gewesen wäre, aber ich verkniff mir die Frage.

«Tut mir leid», wiederholte ich. «Sprechen Sie Ihre Nachbarin an, bitten Sie sie, nicht mehr nackt auf den Balkon zu gehen, vielleicht hört sie ja auf Sie. Und wenn nicht, können Sie sich bei der Hausverwaltung beschweren, wobei ich befürchte, dass das keinen nachhaltigen Erfolg haben wird. Ich würde Ihnen zum großen Sonnenschirm raten, das ist die schnellste Lösung.»

Ganz zufrieden war er zwar nicht, aber er bedankte sich höflich und legte auf.

Es ist ein weitverbreitetes Phänomen, dass Menschen sich lieber bei einer Behörde melden, als ihre Nachbarn direkt anzusprechen, wenn ihnen ein Verhalten merkwürdig vorkommt. Interessanterweise tritt dieses Verhalten meist in den sogenannten «besseren Gegenden» auf. In sozialen Brennpunkten wird allenfalls mal die Polizei informiert, wenn es kritisch wird. Und wer sich an die Behörde wendet, will sich meist nicht beschweren, sondern sucht wirklich einen Rat.

In den teuren Wohngegenden scheint es dagegen eine geheime Übereinkunft zu geben, nie die Polizei, sondern lieber den Sozialpsychiatrischen Dienst anzurufen. Warum auch immer.

Einmal bekamen wir einen Anruf, da hieß es: «Wir brauchen sofort einen Psychiater! Hier wirft jemand Möbel aus dem Fenster!»

«Dann rufen Sie bitte die Polizei an. Möbel aus dem Fenster zu werfen ist verboten, dafür ist die Polizei zuständig. Und wenn sich der Verdacht ergibt, dass die Person psychisch krank ist, wird die Polizei uns von selbst hinzuziehen.»

«Ach, ich dachte, Sie sind zuständig, weil es doch nicht normal ist, Möbel aus dem Fenster zu werfen. Gut, dann ruf ich die Polizei an.»

Wir haben nie wieder etwas von dem Fall gehört – mit größter Wahrscheinlichkeit war es überhaupt kein psychiatrisches Problem.

Interessant sind auch manche Begründungen, mit denen Nachbarn anrufen. So hatte ich einmal einen sehr aufgebrachten jungen Mann am Telefon, der brüllte: «Ich beantrage hiermit die Zwangseinweisung meiner Nachbarin!»

«Was ist denn los?», fragte ich. «Was hat sie getan?»

«Die geht mir total auf den Sack! Die müssen Sie sofort einweisen!»

«Was macht sie denn?»

«Die schreit immer rum!»

«Und was macht sie sonst noch?»

«Hören Sie, ich halte das nicht mehr aus! Ich will, dass die eingewiesen wird, kapiert?»

«So einfach geht das nicht. Schreien ist kein Grund für eine Zwangseinweisung. Womit gefährdet sie sich denn?»

«Wenn Sie da jetzt nicht eingreifen, dann brech ich der gleich die Beine, klar?»

«Oh, ich fürchte, wenn das so ist, muss ich gleich vorbeikommen und *Sie* einweisen. Das ist ja die Ankündigung einer Straftat.»

Er schluckte.

«Moment, so war das ja nicht gemeint», sagte er deutlich freundlicher. «Ich wollte ja nur sagen, dass ich das nicht mehr aushalte.»

«Okay, dann fangen wir noch mal von vorne an. Was ist denn eigentlich los?»

Letztlich wurde es doch noch ein ganz angenehmes Gespräch, und ich konnte dem jungen Mann ein paar Tipps geben, wie er sich besser verhalten könne, damit die Sache nicht eskalierte. Seine Nachbarin war tatsächlich psychisch krank, allerdings gab es keinen Grund für eine Zwangseinweisung. Stattdessen ließen wir der Nachbarin ein Hilfsangebot zukommen, auf das sie später dankbar einging.

Die richtig schwerwiegenden Fälle für eine Zwangseinweisung sieht man meistens auf Polizeiwachen. Häufig handelt es sich um Menschen, die im Rahmen einer Psychose gefährlichen Unsinn treiben, aber manchmal sind es auch Maniker oder Suchtkranke. In den meisten Fällen sind es keine wirklich schwerwiegenden Delikte. In einem Fall war jemand wegen eines Ladendiebstahls auffällig geworden. Als die Polizei hinzukam, zog er sich zum Erstaunen der Beamten unvermittelt nackt aus und erzählte wirres Zeug. Nachdem man ihn mit Müh und Not dazu bewogen hatte, sich wieder anzuziehen, wurde er mit auf die Wache genommen und ich informiert.

Als ich auf der Wache eintraf, befand der Patient sich in einer Zelle.

«Das ist aber kein schöner Anblick», sagte der zuständige Polizeimeister. «Der hat sich gleich wieder ausgezogen, dann die Zelle eingekotet und sich selbst von oben bis unten mit seinen Exkrementen eingeschmiert.»

«Igitt.»

«Haben wir auch gesagt», bestätigte der Polizeimeister.

«Na, dann werfe ich mal einen Blick auf ihn.»

Bereits im Vorraum zu den Zellen stank es erbärmlich. Er hatte sogar noch eine Wurst unter dem Türspalt durchgeschoben.

Ich kämpfte mit der Übelkeit, dann stellte ich mich kurz vor und fragte, was los sei. Zum Glück wollte er nicht mit mir reden. Dafür war ich ihm echt dankbar. Ich teilte ihm mit, dass ich ihn ins Krankenhaus einweisen lassen würde, was er wortlos zur Kenntnis nahm.

Problematisch ist es, wenn man Patienten auf Polizeiwachen hat, die kein Deutsch sprechen. Am einfachsten ist es, wenn einer der Polizeibeamten die Sprache des Patienten spricht und übersetzt. Aber auch das hat seine Tücken …

Ein türkischer Patient war auffällig geworden, er hatte mit Suizid gedroht und redete ununterbrochen in seiner Muttersprache. Ein Polizeibeamter mit türkischen Wurzeln war hinzugekommen, um zu übersetzen. Ich stellte meine Fragen, der Polizist übersetzte sie. Der Patient antwortete. Der Polizist fragte nach und machte ein erstauntes Gesicht. Der Patient antwortete erneut.

«Was sagt er?», fragte ich.

«Ich weiß nicht, das ist so wirr, das verstehe ich selbst nicht.»

«Aber es ist türkisch, oder?»

«Ja, die Worte schon. Aber das ist nur Wortsalat.»

«Er hatte auch Tabletten bei sich», sagte ein anderer Beamter und zeigte mir die Schachteln. Es waren Medikamente, die auf eine manisch-depressive Erkrankung hindeuteten.

«Okay, Wortsalat ist immerhin ein Hinweis», sagte ich. «Könnte für eine ungeordnete Manie sprechen.» Dann sah ich wieder den türkisch sprechenden Polizisten an. «Könnten Sie ihn fragen, wer ihm die Tabletten verordnet hat?»

Er wollte gerade übersetzen, als der Patient auf Deutsch antwortete: «Die habe ich von Doktor Seidelmann bekommen.»

«Sie sprechen deutsch?»

Er nickte. «Besser als türkisch.»

«Und warum haben Sie dann die ganze Zeit türkisch geredet?»

«Weil die gefragt haben, ob ich türkisch verstehe.»

«Sie hätten auch sagen können, dass Sie deutsch sprechen.»

«Ach so. Nö, da war mir nicht nach. Aber er hier», er wies auf den türkischstämmigen Polizisten, «er spricht echt gut türkisch.»

Einen Moment herrschte Schweigen, dann fragte ich ihn, ob er immer noch die Absicht hätte, sich das Leben zu nehmen, deshalb sei er schließlich auf der Wache gelandet.

«Ach, ich weiß nicht. Heute nicht mehr, vielleicht morgen.»

Dann fing er wieder an, auf Türkisch zu reden. Ich warf dem Polizisten einen Blick zu, der schüttelte kaum merklich den Kopf. Wieder nur Wortsalat.

Da der Patient sich nicht glaubhaft von seiner Suizidalität distanzieren konnte, wie es im Fachjargon heißt, und augenscheinlich unter einer Manie litt, veranlasste ich die Unterbringung in der Klinik wegen akuter Eigengefährdung.

Eine Zwangseinweisung in die Psychiatrie erfolgt immer nur nach strengen Richtlinien. Es muss eine Eigen- oder Fremdgefährdung bestehen, die nicht anders als durch eine sofortige Zwangseinweisung abzuwenden ist.

«Komisch gucken» oder lautes Schreien reicht nicht aus. Nicht mal nackt auf dem eigenen Balkon zu sitzen. Nackt auf der Straße zu tanzen schon eher, vor allem im Winter. Stichwort «Eigengefährdung» – man könnte erfrieren. Wenn man auch noch nackt den Verkehr regelt, kommt schnell auch noch eine Fremdgefährdung der Autofahrer hinzu, die sich nur allzu leicht ablenken lassen.

Wenn Sie in voller Bekleidung auf dem Rathausmarkt tanzen oder allen lautstark erzählen, die Außerirdischen wären gelandet, warten Sie vergeblich darauf, eingewiesen zu werden. Entweder ignorieren die Leute Sie oder klatschen Beifall und werfen Ihnen Münzen zu.

Eine Zwangseinweisung ist immer nur der letzte Schritt, um Betroffenen zu helfen. Es geht nicht darum, die Umwelt von Leuten zu befreien, die sich sonderbar verhalten. Jeder darf so sonderbar sein, wie er will, wenn er dabei niemanden gefährdet.

Auf Hausbesuch

Wenn die Mitarbeiter des Sozialpsychiatrischen Dienstes Hausbesuche machen, handelt es sich meist um vorher vereinbarte Termine. Ziel kann die Beratung von Patienten und Angehörigen sein, oder ein Pflegedienst bittet um Hilfe, wenn er den Eindruck hat, der Klient würde sich psychisch verschlechtern, weigert sich aber, zu seinem Arzt zu gehen. In solchen Fällen wird die Wahrnehmung des Pflegedienstes überprüft und gemeinsam überlegt, wie man dem Patienten helfen kann.

Und dann gibt es die Besuche, die notwendig werden, weil eine akute Krise besteht. Dabei ist es wichtig, bereits bei der ersten telefonischen Kontaktaufnahme abzuklären, was genau los ist. Denn nicht alles, was als Krise bezeichnet wird, ist auch eine, die ein sofortiges Handeln nach sich ziehen muss. Manchmal sind es auch nur Familienprobleme.

Eine verzweifelte Mutter rief mich Anfang Dezember an. «Bitte, Sie müssen unbedingt nach meinem Sohn sehen! Ich habe Angst, dass er sich das Leben nehmen wird.»

«Warum? Was hat er gesagt oder getan?»

«Er war heute zum Essen bei uns. Da gab es Streit! Und dann sagte er, zu Weihnachten brauchen wir mit dem Essen nicht auf ihn zu warten.»

«Hat er gesagt, dass er sich umbringen will?»

«Nicht direkt, aber wie soll er das sonst gemeint haben?»

«Hat Ihr Sohn eine psychische Erkrankung?»

«Er hatte vor sieben Jahren eine Depression.»

«Hat er damals einen Suizidversuch unternommen?»

«Nein.»

«Hat er jemals mit Suizid gedroht?»

«Nein, aber er wirkte so komisch. Sie müssen da jetzt sofort hinfahren.»

«Zu Ihrem Sohn nach Hause?»

«Ja, wohin denn sonst?»

«Ist er jetzt in seiner Wohnung?»

«Ich weiß nicht, wo sollte er denn sonst hingehen? Oder meinen Sie, er ist schon los, um sich umzubringen?» Die Stimme der Mutter überschlug sich fast.

«Hat Ihr Sohn Telefon?»

«Ja, natürlich.»

«Haben Sie ihn schon mal angerufen und gefragt, wie er das gemeint hat?»

«Nein.»

«Das irritiert mich jetzt etwas. Sie machen sich Sorgen um Ihren Sohn, aber anstatt ihn anzurufen und die Sache zu klären, rufen Sie im Gesundheitsamt an und möchten, dass sofort ein Psychiater an seiner Tür klingelt?»

«Ja, weil er doch vor sieben Jahren die Depression hatte. Deshalb habe ich ja solche Angst.»

«Also, ich wiederhole noch mal, wie ich es verstanden habe: Ihr Sohn war heute bei Ihnen zum Essen. Sie haben sich gestritten, und er sagte, zu Weihnachten bräuchten Sie mit dem Essen nicht auf ihn zu warten.»

«Ja, genauso war es!»

«Worüber haben Sie sich denn gestritten?»

«Er hat immer irgendetwas zu mäkeln. Da lässt er sich schon bei uns durchfüttern, und dann schmeckt ihm das alles nicht. Und wenn ich sage, dass er undankbar ist, flippt er gleich aus.»

«Und sagt, dass Sie zu Weihnachten nicht mit dem Essen auf ihn warten müssen.»

«Ja, genau.»

«Wissen Sie, was? Rufen Sie Ihren Sohn jetzt an und klären Sie das. Wenn Sie den Eindruck haben, dass er sich wirklich umbringen will, was ich nicht glaube, melden Sie sich wieder bei mir.»

«Können Sie meinen Sohn nicht anrufen?»

«Warum?»

«Sie sind Ärztin, zu Ihnen ist er bestimmt nicht so unhöflich wie zu mir. Und dann weiß er, dass ich mir Sorgen mache.»

«Das kann ich gern tun, wenn Sie mir seine Telefonnummer geben. Aber meinen Sie wirklich, dass es den Konflikt entschärft, wenn ich da anrufe und mich als Psychiaterin vom Gesundheitsamt vorstelle, die von seiner Mutter informiert wurde, weil er nicht zu Weihnachten zum Essen kommen will?»

Kurzes Schweigen am anderen Ende der Leitung.

«Ja, irgendwie klingt das komisch», gestand sie schließlich. «Gut, ich glaube, ich werde ihn doch selbst anrufen.»

Eine Stunde später meldete sie sich noch mal bei mir und erklärte, dass jetzt alles in Ordnung wäre. Ihr Sohn hätte nie die Absicht gehabt, sich etwas anzutun. Er hatte ihr sogar versprochen, Weihnachten zum Essen zu kommen, weil sie extra für ihn eine Ente in den Ofen schieben wollte.

Auf ungefähr zehn solcher Anrufe, die man mit einem freundlichen Gespräch klären kann, kommt ein echter Krisenfall. Einer der schwerwiegendsten Fälle betraf einen Mann von Anfang vierzig, der ein Alkoholproblem hatte.

Einer seiner ehemaligen Kollegen rief uns an und berichtete, er mache sich große Sorgen um seinen Freund, da er schwerer Alkoholiker sei. Er habe Angst, dass er hilflos in der Wohnung liege und sich weigere, ins Krankenhaus zu gehen. Er habe auch einen Zweitschlüssel für die Wohnung und bat, ob wir uns vor der Wohnung treffen könnten.

Als wir uns dort trafen, antwortete niemand auf unser Klingeln. Der Freund zog den Wohnungsschlüssel und wollte aufschließen – doch er ließ sich nicht drehen, da von innen der andere Schlüssel steckte.

Wir klopften an die Tür und riefen laut den Namen des Betroffenen, da hörten wir ein leises Krächzen, ganz so, als ob jemand keine Kraft mehr hätte, um Hilfe zu rufen.

Wir informierten die Polizei, denn nur die Polizei hat in Deutschland das Recht, eine Wohnung bei Gefahr im Verzug aufbrechen zu lassen. Die beiden Beamten versuchten zunächst, das Schloss mit einem Draht zu öffnen, auch vergebens. Also wurde die Feuerwehr hinzugezogen. Die kamen nicht nur mit einem großen Gerätewagen, sondern auch mit einem Rettungswagen, weil wir von einer schwer kranken Person in der Wohnung ausgingen.

Nachdem die Tür geöffnet war, gingen als Erstes die beiden Polizisten in die Wohnung.

«Da werden wir Sie gar nicht brauchen», sagte einer der Polizisten bei seiner Rückkehr zu mir. «Der muss nicht in die Psychiatrie, der muss vermutlich auf die Intensivstation.»

Ich folgte den Rettungssanitätern, die sich sofort um den Mann kümmerten, in die Wohnung. Bereits der Flur zeigte, dass der Mann es nicht mehr bis zur Toilette geschafft hatte. Alles war voller dünnflüssigem Kot, der zum Teil bereits verkrustet am Boden klebte. Der Patient selbst lag auf einer Matratze. Eine feuerfeste Qualitätsmatratze, wie ich auf den zweiten Blick sah, denn er hatte seine Matratze als Aschenbecher benutzt. Neben seinem Kopf hatte sich über Monate hinweg ein fußballgroßes Loch in die Matratze gebrannt, das voller Zigarettenkippen war. Ein faustgroßes Brandloch darunter war mit leeren Flachmännern gefüllt.

«Dass das noch nicht abgefackelt ist, ist echt ein Wunder», meinte ein Feuerwehrmann. «Der muss ja monatelang seine Kippen immer auf der Matratze ausgedrückt haben.»

Der Patient selbst war kaum ansprechbar, erschien aber dankbar, dass er nun ins Krankenhaus gebracht wurde. Wie ich später erfuhr, stand er kurz vor dem Leberversagen und verbrachte die nächsten Wochen auf der Intensivstation.

In diesem Fall handelten die hinzugezogenen Polizeibeamten schnell, aber es gibt auch andere Beamte.

An einem warmen Sommertag bekamen wir einen Anruf von einer Gutachterin, die schon zum wiederholten Male vergeblich an der Tür einer alten Dame geklingelt hatte, um ein Betreuungsgutachten zu erstellen. Sie habe gesehen, dass der Briefkasten überquelle, und ein Anruf bei der Bank habe ergeben, dass die alte Dame seit mehr als vier Wochen kein Geld mehr abgeholt hätte.

Gemeinsam mit einer Sozialarbeiterin, die die Patientin persönlich kannte, fuhr ich los.

Das erste Problem war die Haustür. Wenn man keinen Schlüssel hat und einem auch sonst keiner öffnet, hat man schon verloren. Nachdem wir vergeblich bei den Nachbarn geklingelt hatten und keiner auf den Summer gedrückt hatte, überlegten wir, ob wir den Hausmeister irgendwo erwischen könnten. Leider war das Schild mit der Telefonnummer des Hausmeisters so im Treppenhaus angebracht, dass wir die Nummer von außen nicht entziffern konnten.

Glücklicherweise kamen kurz darauf zwei Bewohner ins Hochhaus, und wir schlüpften mit durch die Tür. Der Briefkasten quoll tatsächlich über. Dann gingen wir nach oben zur Wohnung. Im Türspalt klemmte noch die Nachricht, die die Gutachterin der Frau am Tag zuvor hinterlassen hatte. Wir schnupperten an der

Tür und waren uns nicht sicher, ob da nun ein komischer Geruch wäre oder nicht. Auf jeden Fall wollten wir nach dem Rechten sehen.

Meine Kollegin rief also die für diesen Bezirk zuständige Polizeiwache an und schilderte den Fall.

«Und, wann kommen sie?», fragte ich meine Kollegin.

«Sobald sie Zeit haben», lautete die Antwort. «Der war ziemlich genervt und unhöflich.»

«Bei der Wache wundert mich das nicht», erwiderte ich, denn leider hatte ich mit dieser speziellen Wache auch schon einige unschöne Erlebnisse. Die Krönung war mal ein Fall, in dem sich der Beamte am Telefon geweigert hatte, einen Streifenwagen vorbeizuschicken, obwohl jemand randalierte. «Das soll sich erst mal der Psychiater angucken», hieß es. Das Ende vom Lied war, dass man am Schluss vier Streifenwagen und einen Mannschaftswagen vor Ort benötigte. Durch die Verzögerung hatte sich die Sache derart hochgeschaukelt, dass man sechs Mann brauchte, um den Betroffenen aus der Wohnung zu kriegen.

An genau das Erlebnis musste ich denken, als wir jetzt auf den Streifenwagen warteten. Und warteten. Und warteten … Nach einer Dreiviertelstunde rief meine Kollegin nochmals auf der Wache an. In solchen Fällen wählen wir nicht die 110, sondern immer die Amtsleitung der Polizei. Man will den Notruf ja nicht unnötig blockieren. Aber hier schien es als Aufforderung gedient zu haben, uns nicht so wichtig zu nehmen.

«Und, was sagen sie?», fragte ich meine Kollegin, nachdem sie das Telefonat beendet hatte.

«Sie dachten, es würde genügen, wenn sie am Nachmittag kämen. Aber jetzt fährt gleich ein Streifenwagen los.»

«Am Nachmittag?» Ich war echt sauer, denn wir waren seit 10 Uhr vor Ort.

Nach einer weiteren halben Stunde, inzwischen ging es auf

12 Uhr mittags zu, kam endlich der Streifenwagen. Die beiden Beamten, ein Mann und eine Frau, fragten uns, was los sei. Wir schilderten die Sachlage.

«Also entweder ist sie tot oder liegt dort hilflos und kann sich nicht mehr rühren», schloss ich den Bericht. «Deshalb müssten wir jetzt mal nachsehen.»

«So einfach geht das nicht. Selbst wenn wir als Polizei die Tür aufbrechen, ist das ein Einbruch», belehrte er mich. «Da brauchen wir schon mehr Hinweise. Vielleicht ist sie ja auch nur verreist.»

«Die Frau ist Anfang siebzig, sie ist seit über dreißig Jahren als kranke Person bei uns bekannt. Sie war seit vier Wochen nicht mehr bei ihrer Bank, der Briefkasten quillt über, wie Sie sehen, und sie hat die Tür, seit die Gutachterin geklingelt hat, nicht mehr geöffnet, da der Zettel der Gutachterin noch im Spalt steckt.»

«Ja und was meinen Sie nun? Ist sie nun hilflos oder tot?»

«Das weiß ich nicht», erwiderte ich. «Deshalb müssten wir nachsehen.»

«Wenn sie tot ist, ist ja keine akute Gefahr im Verzug», bekam ich zur Antwort. Ich starrte den Polizisten verwirrt an.

«Ja, und ab wann würde man dann die Tür öffnen? Wenn es stinkt und Kakerlaken überall rumkriechen?»

Mit derartigem Starrsinn hatte ich nicht gerechnet. Allerdings erkannte ich die Verunsicherung im Gesicht des Polizisten, der mit der Entscheidung augenscheinlich überfordert war.

«Okay, dann sage ich eben, dass die Frau da mit größter Wahrscheinlichkeit hilflos liegt, und beantrage als Ärztin, dass Sie die Tür aufbrechen lassen.»

«Dann brauche ich Ihren Ausweis.»

Ich zeigte ihm meinen Dienstausweis.

«Den Personalausweis», forderte er. «Wir begehen immerhin eine Straftat, wenn wir die Wohnung aufbrechen.»

«Meinetwegen dürfen Sie mich danach auch gern wegen Anstiftung zum Einbruch verhaften», sagte ich, während ich ihm meinen Personalausweis reichte und er sich sämtliche Daten und Nummern genau notierte. «Aber nun machen Sie endlich!»

Seine Kollegin rief inzwischen die Feuerwehr. Die kam mit dem bekannten Gerätewagen vorbei. Und wieder einmal steckte der Schlüssel von innen. Es war allerdings eine Sicherheitstür, und die Feuerwehr bekam sie erst auf, als sie mit Kuhfuß und Vorschlaghammer zu Werke ging. Der Lärm, der durchs Treppenhaus hallte, war unmenschlich, aber kein einziger Nachbar ließ sich blicken, um mal nach dem Rechten zu schauen.

Als die Tür endlich aufsprang, schlug uns eine Wolke des Gestanks entgegen. Zuerst glaubten wir noch, das sei der große Müllhaufen am Eingang, aber dann wurde der Gestank so unerträglich, dass die Polizistin das Fenster des Treppenhauses öffnete und zu ihrem Kollegen sagte: «Würdest du bitte nachsehen? Du weißt doch, dass ich das nicht so gut vertrage. Dafür hast du dann was gut bei mir.»

Der Beamte schluckte – langsam verstand ich auch, warum er sich so vehement gegen das Türenöffnen gewehrt hatte. Die Anspannung und der Ekel waren ihm deutlich anzusehen. Dann ging er mit der Feuerwehr in die Wohnung. Ich wartete draußen. Kurz darauf kam er zurück, Schweißperlen standen auf seiner Stirn.

«Also, vier Wochen ist sie noch nicht tot, aber mindestens schon fünf Tage», sagte er schwer atmend. «Sie lag im Nachthemd im Bett, und die Verwesung hat schon begonnen.»

In mir stieg die irrationale Angst auf, dass er jetzt womöglich von mir verlangen könnte, den Totenschein auszufüllen. Ich hatte aber gar keine Lust, diese Wohnung zu betreten und mir die halb verweste Patientin anzusehen. Und außerdem hatte ich gar keine Totenscheinformulare dabei, sondern nur Unterbringungszeugnisse für Zwangseinweisungen.

«Brauchen Sie mich noch?», fragte ich also.

«Nein, das ist jetzt Polizeiarbeit.» Er atmete erneut schwer.

«Okay, dann gehen wir jetzt. Vielen Dank für Ihre Hilfe.»

«Ist das nicht tragisch, dass sie so ganz allein verstorben ist?», fragte meine Kollegin, als wir auf dem Rückweg zur Dienststelle waren.

«Na ja, wenigstens lag sie im Bett. Vielleicht ist sie ja ganz friedlich eingeschlafen.»

«Aber trotzdem – so allein sterben zu müssen. Das finde ich furchtbar.»

Ich sagte nichts weiter dazu, weil ich nicht wusste, was furchtbarer war – gegen seinen Willen in ein Heim zu kommen oder im eigenen Bett allein zu sterben. Ich für meinen Teil würde das eigene Bett vorziehen.

Zum Glück sind solche Fälle die Ausnahme. Meistens kann man helfen, aber man muss auch sehr aufpassen, dass eine psychiatrische Erkrankung nicht vorgeschoben wird, wenn eine ganz andere Problematik im Vordergrund steht.

So wie in dem Fall, als ein Ehemann beim Jugendamt anrief und sagte, seine Frau habe eine Schizophrenie und plane einen erweiterten Suizid, indem sie mit den drei Kindern im Auto gegen einen Baum fahren wolle. Die Mitarbeiterin des Jugendamtes rief mich an und bat um Hilfe. Ich versprach ihr, zunächst Kontakt mit dem Ehemann aufzunehmen und mich dann wieder bei ihr zu melden.

Der Ehemann ging sofort ans Telefon. Ich fragte ihn, ob seine Frau schon länger erkrankt sei, woraufhin er sagte, sie ginge nie zum Arzt, aber sie habe eine Schizophrenie.

«Wann wurde die Schizophrenie denn diagnostiziert?», fragte ich.

«Sie hat die, aber sie war noch nie beim Arzt.»

«Woher wissen Sie dann, dass es eine Schizophrenie ist?»

«Weil sie seltsam ist.»

«Was heißt das?»

«Sie ist komisch mit den Kindern. Und meine Jüngste sagte mir, sie wolle mit den Kindern gegen den Baum fahren.»

«Was hat Ihre jüngste Tochter genau gesagt?»

«Meine Frau hat die Kinder vom Sport abgeholt, und die Mädchen waren laut. Da hat sie gesagt: ‹Wenn ihr nicht gleich leise seid, fahre ich noch gegen einen Baum!›»

Aussagen dieser Art erinnerten mich an meine eigene Kindheit. Genau das hatte mein Vater auch oft als Warnung gesagt, wenn er den Wagen voller Kinder hatte und wir laut waren.

Ich wies den Ehemann darauf hin, dass es doch auch als Warnung gedacht sein könnte. Zudem käme mir die Diagnose einer Schizophrenie nicht schlüssig vor.

«Man kann meine Frau nicht mehr mit den Kindern allein lassen! Die ist verrückt.»

«Okay», sagte ich. «Ich werde mit meiner Kollegin vom Jugendamt sprechen, und dann melden wir uns wieder bei Ihnen.»

Da die Situation aus der Ferne nicht richtig einzuschätzen war, vereinbarten wir mit dem Ehemann einen Hausbesuch um 15 Uhr.

Als wir ankamen, erlebten wir eine Überraschung. Der Ehemann hatte seine Frau über uns belogen. Er sagte, wir kämen von der Behörde, damit die Scheidung schneller über die Bühne laufen könnte. Das Wort «Scheidung» hörten wir in diesem Zusammenhang zum ersten Mal, und sofort hatten wir den Eindruck, dass es hier um etwas ganz anderes als eine psychische Erkrankung ginge …

Die Ehefrau sah uns misstrauisch an, hatte tiefe Augenringe, aber sie machte keinen psychisch kranken Eindruck auf mich. Sie war gepflegt und völlig normal und angemessen im Verhalten.

Im Verlauf des Gesprächs kam dann eine ganz andere Geschichte ans Tageslicht, vor allem, als wir mit der Ehefrau und ihrer ältesten Tochter allein sprachen.

Die Ehefrau war nie psychisch krank gewesen. Sie und ihr Mann stammten aus Afghanistan und waren bereits vor vielen Jahren nach Deutschland geflohen, als die Zustände in ihrem Heimatland für westlich orientierte Menschen aufgrund des Terrors der Taliban unhaltbar geworden waren. Der Ehemann hatte einen guten Job und verdiente ausreichend Geld, um der Familie ein gutes Auskommen zu ermöglichen. Reisen zu Verwandten, die in den USA lebten, wären immer mal wieder möglich gewesen.

Sie war fünfundzwanzig Jahre jünger als er und berichtete, dass sie ihn bereits im Alter von sechzehn Jahren geheiratet habe, weil ihre Familie in Afghanistan es so gewollt hatte. Ihre Familie sei arm gewesen, seine hätte Geld gehabt. Sie hätte die Eheschließung als Zwang erlebt, sich aber damit arrangiert, weil sie wusste, dass ihre Familie nur für sie sorgen wolle. Ihre erste Tochter, die inzwischen volljährig war, hätte sie mit siebzehn bekommen.

In den letzten Jahren sei die Ehe zunehmend schwieriger geworden, weil der Altersunterschied immer mehr zum Tragen gekommen sei und sie sich nicht mehr alles von ihrem Mann gefallen lasse. Ihr Mann sei in den letzten Jahren wiederholt handgreiflich geworden und habe sie verprügelt. Sie wolle sich scheiden lassen, ihre älteste Tochter unterstütze sie sehr dabei. Allerdings erlebe ihr Ehemann das als Katastrophe, er habe Angst, das Gesicht vor seiner Familie zu verlieren, und würde sie deshalb für verrückt erklären, weil es ihr doch so gut bei ihm ginge und ihn nur eine verrückte Frau verlassen würde. Materiell gäbe es auch keine Probleme, aber seine Eifersucht und die körperlichen Übergriffe wolle sie nicht länger hinnehmen.

Als wir danach noch mal mit dem Ehemann sprachen, bestätigte er die Vorwürfe der Ehefrau in sehr abgeschwächter Form. Einen Ehekonflikt und ein Scheidungsanliegen der Frau gäbe es tatsächlich.

Letztlich gaben wir seiner Ehefrau ein paar Adressen von Beratungsstellen, damit sie sich Hilfe holen könnte, und erklärten dem Ehemann, dass es keinen Grund für das Jugendamt gäbe, seiner Frau die Kinder zu entziehen. Wenn es familiäre Probleme gäbe, könnte er sich auch an die entsprechenden Beratungsstellen wenden, aber es sei keine Lösung, seine Frau für verrückt erklären zu wollen, nur weil sie sich die Scheidung wünsche.

Wenn Eheprobleme
als psychische Erkrankung erlebt werden …

Das Problem, Ehepartner einfach für verrückt erklären zu wollen, wenn sie sich nicht so verhalten, wie man es sich wünscht, ist weiter verbreitet, als man denkt. So hatte ich mal eine Ehefrau in der Leitung, die anrief, weil ihr Ehemann nur auf dem Sofa säße und nicht im Haushalt mithelfe.

«So kann das nicht weitergehen!», sagte sie. «Ich habe ihm schon so oft gesagt, dass ich das nicht mehr mitmache. Der kann doch auch mal was tun.»

«Hat Ihr Mann denn eine psychische Erkrankung?»

«Na, normal ist das doch nicht, oder?»

«Wie alt ist Ihr Mann?»

«Dreiundsechzig. Er ist letztes Jahr vorzeitig in den Ruhestand gegangen.»

«Aus gesundheitlichen Gründen?»

«Nein, er hat eine Abfindung gekriegt, weil die Stellen einsparen wollten.»

«Und seitdem sitzt er nur auf dem Sofa und tut nichts?»

«Genau. Das kann doch nicht sein, oder?»

«Und was erwarten Sie jetzt von mir?»

«Na, dass Sie mit ihm reden, damit er mir auch mal hilft. Oder dass er eine Psychotherapie macht.»

«Warum sollte er Ihrer Meinung nach eine Psychotherapie machen?»

«Na, weil er nur rumsitzt. Aber auch egal, den MUSS jetzt mal ein Psychiater sehen.»

«Was spricht dagegen, dass Ihr Mann dann zu einem Facharzt für Psychiatrie geht?»

«Na, er will doch nicht. Er sagt, ICH hätte ein Problem, nicht er. Aber so geht das nicht weiter. Wann kommen Sie vorbei, um ihn mal zurechtzustutzen?»

«Ist Ihr Mann gerade da?»

«Ja.»

«Weiß er, dass Sie mit mir telefonieren?»

«Ja, ich habe ihm gesagt, dass mir das jetzt reicht und ich die Behörde informiere.»

«Gut, dann geben Sie ihn mir mal ans Telefon.»

«Es wäre aber besser, Sie kämen vorbei!»

«Geben Sie mir Ihren Mann jetzt bitte ans Telefon?»

Sie murmelte etwas wie «Bernd, für dich» und reichte den Hörer weiter.

«Hallo», sagte er. «Ich kann Ihnen gleich sagen, dass ich nicht krank bin. Meine Frau übertreibt immer.»

«Wie kommt Ihre Frau denn auf die Idee, beim Sozialpsychiatrischen Dienst anzurufen?»

«Ich glaube, die Nummer hat sie von ihrer komischen Selbsthilfegruppe. Und die haben ihr eingeredet, ich müsse mal Therapie machen.»

«Was für eine Selbsthilfegruppe?»

«Ach, ich weiß auch nicht so genau. Irgendwas für Frauen, die nicht richtig ausgelastet sind und sich auf schamanische Reisen oder so begeben.»

«Wie geht es Ihnen denn, seit Sie berentet sind? Das war ja bestimmt eine große Umstellung, oder?»

«Och, na ja, ich bin froh, wenn ich meine Ruhe habe und meine Schiffsmodelle basteln kann.»

«Schiffsmodelle? Was machen Sie denn da?»

Im nächsten Moment lebte er auf und berichtete von mittelalterlichen Koggen, die er maßstabsgetreu nachbaute, von Kriegs-schiffen aus dem Zweiten Weltkrieg, die er sogar mit Motor und Fernsteuerung versah und richtig zu Wasser lassen konnte, und den allgemeinen Feinheiten des Modellbaus.

«Sie sitzen also gar nicht den ganzen Tag auf dem Sofa?»

«Doch, wenn ich an meinen Schiffen bastle. Und dann stört sie mich immer und meint, das wäre überflüssig und mache nur Dreck, den sie dann aufsaugen muss.»

«Macht es ja auch!», hörte ich seine Frau im Hintergrund rufen.

«Wie wäre es denn, wenn Sie Ihren Dreck nach dem Basteln selbst wegräumen und Ihre Frau Sie dafür in Ruhe lässt?»

«Das macht der doch sowieso nicht!», hörte ich seine Frau erneut im Hintergrund schreien.

«Haben Sie das Telefon auf laut gestellt?», fragte ich ihn.

«Hat meine Frau gemacht», lautete die hilflose Antwort.

«Okay, ich merke schon, bei Ihnen liegt kein psychiatrisches Problem vor. Deshalb kann ich Ihnen leider auch nicht weiter-helfen. Da müssen Sie sich als Paar gemeinsam zusammenraufen und neue Formen des Zusammenlebens entwickeln.»

«Aber das ist doch KRANK!», brüllte die Frau im Hintergrund. «Nur auf dem Sofa rumsitzen und Schiffsmodelle basteln!»

«Tut mir leid», erwiderte ich. «Schiffsmodelle zu basteln ist keine Krankheit. Dagegen hilft auch keine Psychotherapie.»

«Danke schön, Frau Doktor!», sagte der Ehemann erleichtert. «Ihnen noch einen schönen Tag!»

«Ihnen auch und alles Gute für Ihre Beziehung.» Dann legte ich auf.

In einem anderen Fall hatte ich mit einer alten Dame regelmäßig telefonischen Kontakt, die sich einfach nicht von ihrem eifer-süchtigen Ehemann abgrenzen konnte. Sie war sechsundsiebzig, der Ehemann zwei Jahre älter und seit einem Schlaganfall gehbehindert. Er sei schon früher sehr eifersüchtig gewesen, aber seit er den Schlaganfall erlitten hatte, war er so eifersüchtig, dass er ihr kaum noch erlaubte, das Haus allein zu verlassen. Er hatte Angst, sie könne ihn wegen eines anderen Mannes verlassen. Selbst wenn sie nur kurz zum Einkaufen ging, befürchtete er, sie würde ihn betrügen.

Da ihr Mann nichts von den Telefonaten mit mir wissen sollte, rief sich mich meistens an, wenn sie von ihrem Arzt kam und allein im Auto saß. Das war einer der wenigen Ausflüge, die ihr Mann ohne Eifersuchtsausbruch gestattete, auch wenn sie lange darum hatte kämpfen müssen, dass er sie nicht auch noch zu ihrem Arzt begleitete.

«Was passiert denn, wenn Sie allein rausgehen?», fragte ich beim ersten Kontakt, als sie sich hilflos an mich gewendet hatte.

«Dann schmollt er, wenn ich wiederkomme, und redet den ganzen Tag nicht mit mir. Und das macht mich total fertig.»

«Warum macht es Sie fertig?»

«Weil er dann emotional so kalt zu mir ist.»

«Und das weiß er natürlich, nicht wahr?»

«Ja, der benutzt das gezielt gegen mich, weil ich so empfindlich gegen emotionale Kälte bin. Aber ich kann doch deshalb nicht immer den ganzen Tag nur im Haus hocken.»

«Wann endet die emotionale Kälte denn?»

«Wenn ich mich irgendwann dafür entschuldige, dass ich ohne ihn rausgegangen bin.»

«Und wie wäre es, wenn Sie das Spazierengehen als ganz selbstverständlich betrachten? Sie gehen raus, kommen wieder und ignorieren seine emotionale Kälte?»

«Wie soll ich das tun?»

«Nun, Sie haben doch erzählt, dass er sich sogar so verhält, wenn Sie nur kurz zum Bäcker gehen. Bringen Sie auf dem Rückweg Kuchen mit. Und wenn er sich dann nicht mit Ihnen an den Tisch setzen will, können Sie ihm ja deutlich sagen, dass es albern ist, sich so zu verhalten, nur weil Sie für Sie beide Kuchen mitgebracht haben.»

«Gut, das probiere ich mal.»

Ein paar Wochen später der nächste Anruf.

«Also, das mit dem Kuchen hat zwar geklappt, aber bei allen anderen Sachen ist er immer noch so eifersüchtig.»

«Was denn zum Beispiel?»

«Er hat immer Angst, ich würde mir andere Männer suchen. Dabei hat er das gerade nötig. Früher ist ER nämlich fremdgegangen. Gut, das ist schon dreißig Jahre her, aber trotzdem. Er hat doch gar kein Recht, mir irgendetwas vorzuhalten, wenn er selbst fremdgegangen ist. Zumal ich NIE auf die Idee kommen würde. Aber ich glaube, er denkt das, weil er sexuelle Probleme hat.»

«Seit dem Schlaganfall?»

«Ja, er wollte auch schon zum Arzt deswegen.»

«Und was ist mit Ihnen? Haben Sie noch Interesse an Sexualität mit ihm?»

«Nicht, wenn er so emotional kalt ist.»

«Aber er muss ja mal ein Mann gewesen sein, mit dem Sie gern zusammen waren, sonst wären Sie doch nicht so lange verheiratet, oder? Wie lange sind Sie denn eigentlich schon verheiratet?»

«Zweiundfünfzig Jahre. Aber ich habe mich ja auch immer untergeordnet. Er kann nicht damit umgehen, dass er nun nicht mehr Auto fahren kann und ich das alles regle.»

«Er hat also Angst, überflüssig zu sein? Weil er nicht mehr Auto fahren kann und sexuell nicht mehr so potent ist?»

«Ja, das kann sein.»

«Wie wäre es dann, wenn Sie in Ihrer Beziehung mal versuchen, daran anzuknüpfen, wie es früher war?»

«So mit Kerzenlicht-Dinner und so?», fragte sie.

«Warum nicht?»

«Gut, probiere ich mal aus.»

Eine Woche später der nächste Anruf.

«Ich habe nicht viel Zeit, bin nur mal kurz zum Bäcker», sagte sie. «Ich habe das gemacht, was Sie vorgeschlagen haben.»

«Und?»

«Jetzt hat er mich gefragt, ob ich Lust habe, mit ihm zu schlafen.»

«Und haben Sie Lust?»

«Ja, eigentlich schon, aber ich weiß ja nicht, ob er noch kann. Wegen dem Schlaganfall und so.»

«Wenn Sie Lust haben, probieren Sie es einfach mal aus.»

«Und wenn es nicht klappt und er enttäuscht ist? Wird dann nicht alles noch schlimmer?»

«Kann es schlimmer werden?»

Kurzes Schweigen. «Gut, ich probiere es aus.»

Dann hörte ich lange Zeit nichts von ihr. Erst nach ein paar Monaten rief sie mich wieder an.

«Ich wollte mich nur mal wieder melden», sagte sie. «Also, Ihre Tipps waren wirklich gut. Hat alles geklappt! Er ist zwar immer noch genervt, wenn ich zu lange weg bin, aber so zum Einkaufen und mal allein spazieren gehen, das ist jetzt in Ordnung für ihn.»

«Für Sie auch?»

«Ach, wissen Sie, was will man in unserem Alter sonst noch vom Leben? Ich genieße es jetzt, solange es noch geht.»

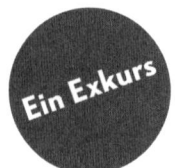 **Ein Exkurs** **– Forensische Patienten in der Ambulanz**

Wenn Patienten aus dem Maßregelvollzug entlassen werden, gelten ganz andere Regeln als bei normalen Patienten. Zunächst einmal wird die Unterbringung immer nur «ausgesetzt», d. h., innerhalb des Zeitraums der Führungsaufsicht kann der Betroffene bei dem kleinsten Verstoß gegen seine «Weisungen», die im Beschluss über die einstweilige Aussetzung der Unterbringung stehen, wieder im Maßregelvollzug aufgenommen werden.

Die Vernetzung ist ziemlich gut, was vor allem daran liegt, dass niemand ohne psychosoziale Betreuung entlassen wird. Die meisten Patienten werden in eine Wohneinrichtung entlassen, einige auch in eine betreute Wohngemeinschaft, in ganz seltenen Fällen auch in die eigene Wohnung, aber immer betreut durch einen ambulanten Pflegedienst, der auf psychisch Kranke spezialisiert ist und intensiv mit der forensischen Ambulanz zusammenarbeitet, um jede Auffälligkeit sofort zu melden. Auch die Arbeitgeber – in den meisten Fällen Behindertenwerkstätten – sind eng mit der forensischen Ambulanz vernetzt und melden sofort, wenn etwas nicht stimmt. Dann wird umgehend Kontakt zum Betroffenen aufgenommen, entweder telefonisch, oder es erfolgt ein Besuch in der Wohneinrichtung oder am Arbeitsplatz.

Aber manchmal passiert es auch, dass nicht der Patient das Problem ist, sondern das Umfeld – und das liegt oft an Vorurteilen. So wie im Fall eines etwa fünfzigjährigen Patienten, der an einer

Schizophrenie erkrankt und für ein verhältnismäßig harmloses Delikt im Maßregelvollzug gelandet war. Er hatte Stimmen gehört und dann wiederholt Menschen in öffentlichen Verkehrsmitteln beschimpft und geschlagen. Zunächst hatte dies keine Konsequenzen. Zwar wurde er immer wieder für ein paar Tage in der Allgemeinpsychiatrie aufgenommen und behandelt, aber sobald er entlassen war, setzte er seine Medikamente ab, und es ging von vorne los.

Da die Delikte für sich allein genommen nicht als schwere Straftaten galten, wurden die Verfahren allesamt wegen Schuldunfähigkeit eingestellt. Um im Maßregelvollzug untergebracht zu werden, muss eine erhebliche Gefährdung der Allgemeinheit vorliegen. Ohrfeigen und Faustschläge in öffentlichen Verkehrsmitteln zu verteilen reicht dafür zunächst nicht aus. Ein gesunder Mensch, der sich in der U-Bahn prügelt, kommt ja auch nicht gleich für mehrere Jahre ins Gefängnis.

Nachdem jedoch innerhalb eines Jahres rund 25 Strafverfahren zusammengekommen waren, von denen jedes für sich betrachtet harmlos war, reichte es dem Gericht. Es wurde ein psychiatrisches Gutachten in Auftrag gegeben, und der Betroffene landete schließlich im Maßregelvollzug, weil die Summe der einzelnen Delikte so hoch war, dass das Gericht eine Gefährdung der Allgemeinheit darin sah.

Für den Betroffenen war das ein Glücksfall, denn im Maßregelvollzug konnte er sich nicht einfach entlassen lassen, sondern musste sich wohl oder übel mit seiner Erkrankung auseinandersetzen und regelmäßig Medikamente nehmen. Nach drei Jahren war er so weit stabilisiert, dass von ihm keine Gefährdung mehr ausging. Er wurde in einem Wohnheim für psychisch Kranke untergebracht, wo sichergestellt war, dass er weiterhin seine Medikamente regelmäßig einnahm, und arbeitete tagsüber in einer Behindertenwerkstatt.

Aufgrund seiner Erfahrung im Maßregelvollzug war er nun sehr zwanghaft darauf bedacht, regelmäßig seine Tabletten zur genau festgelegten Zeit zu bekommen. Das war auch überhaupt kein Problem, bis eines Tages ein neuer Betreuer in der Wohneinrichtung seinen Dienst aufnahm. Und schon nach dem ersten Nachtdienst dieses neuen Mitarbeiters bekamen wir am Morgen einen Anruf in der forensischen Ambulanz.

«Es geht um den Herrn Wilke», meldete sich die Leiterin der Wohneinrichtung. «Der ist sehr auffällig. Wir brauchen da Ihre Unterstützung.»

«Er hat morgen ohnehin einen Termin in der Ambulanz», sagte ich. «Meinen Sie, das reicht, oder sollen wir ihn uns für heute einbestellen?»

«Könnten Sie nicht heute noch bei uns vorbeikommen und mit den Mitarbeitern sprechen?», fragte die Leiterin. «Die sind alle sehr verunsichert, weil er doch ein Forensischer ist.»

Ich zögerte kurz, überblickte meinen Terminkalender, dann sagte ich zu, denn die gute Zusammenarbeit mit den Wohneinrichtungen war uns immer sehr wichtig.

Als ich am frühen Nachmittag dort erschien, war Herr Wilke noch bei der Arbeit in der Behindertenwerkstatt. Aber dafür hatten sich sämtliche Mitarbeiter der Wohneinrichtung im Besprechungsraum versammelt. Die meisten von ihnen kannte ich bereits, und die Leiterin stellte mir den neuen Mitarbeiter vor.

«Herr Koch ist dankenswerterweise noch einmal vorbeigekommen, obwohl er nicht im Dienst ist, denn er hatte heute Nacht den Zwischenfall mit Herrn Wilke.»

Ich schätzte Herrn Koch auf Anfang fünfzig, er lächelte mir verlegen zu und wirkte etwas verunsichert, allerdings spürte ich auch seine innere Anspannung, ganz so, als wäre ein Pulverfass kurz davor, hochzugehen.

«Was ist denn passiert?», fragte ich.

«Er war sehr penetrant», begann Herr Koch zu berichten. «Er wollte genau um 21 Uhr seine Nachtmedikation, aber ich war noch im Gespräch mit einer anderen Bewohnerin und habe ihm gesagt, er soll kurz warten.»

«Und was hat er getan?»

«Er ging in die Küche und machte sich ein Spiegelei.»

«Er machte sich ein Spiegelei?», fragte ich irritiert. «Ja, und wo ist nun das Problem?»

«Er machte sich um 21 Uhr ein Spiegelei, bloß weil er etwas warten musste. Und dann hat er es erst gegessen, ehe er wiederkam, um seine Medikamente abzuholen.»

«Und dann?»

«Dann habe ich ihm gesagt, dass das nicht ginge. Er soll gefälligst warten, bis ich fertig bin, und sich dann seine Medikamente geben lassen, anstatt sich was zu essen zu machen.»

«Was hat er gesagt?»

«Er hat gesagt, die Anja, also die Bewohnerin, mit der ich sprach, die würde sowieso immer so lange reden, da hätte er lieber was zu essen gemacht, bis die fertig ist.»

Irgendwer in der Runde gluckste, als würde er ein Lachen unterdrücken.

«Das ist aber noch kein aggressives Verhalten», sagte ich. «Ich finde das jetzt nicht schlimm. Hat er seine Medikamente danach denn genommen?»

«Ja, aber er hat sich breitbeinig vor mir aufgestellt, und er trug dabei so ein Muskelshirt, damit man seine Tätowierungen sieht. Er wollte mir zeigen, wer hier der Macker ist, aber das habe ich mir nicht gefallen lassen. Ich habe mich dann auch breitbeinig vor ihm hingestellt.»

«Hat er das Muskelshirt extra angezogen, ehe er zu Ihnen kam, um sich nach dem Essen die Medikamente zu holen?»

«Nein, er hat das T-Shirt darüber ausgezogen.»

«Haben Sie ihn gefragt, warum?»

«Nein, es war ja klar, dass er mich provozieren wollte. Er nervt ja ohnehin immer mit diesem Pünktlichkeitsfimmel. Das ist halt so bei den Persönlichkeitsgestörten.»

«Wie kommen Sie darauf, dass er eine Persönlichkeitsstörung hätte? Er hat eine chronische Schizophrenie.»

«Er nervt halt. So wie alle Persönlichkeitsgestörten.»

«Ähm – dass jemand ‹nervt›, ist kein diagnostisches Kriterium. Hat er dann seine Tabletten genommen?»

«Ja, nachdem wir uns eine Weile in die Augen gestarrt hatten und er dann endlich den Blick senkte.»

«Finden Sie solche Machtspielchen gut?», fragte ich weiter.

«Na ja, der ist halt ein Forensischer, der muss wissen, wo es langgeht und wer das Sagen hat!»

Ich warf der Leiterin, die mir gegenübersaß, einen Blick zu. Sie verdrehte kaum merklich die Augen.

«Ich würde es gut finden, wenn Sie die Bewohner alle gleichermaßen respektvoll behandeln», sagte ich dann zu Herrn Koch. «Solche Machtspielchen sind therapeutisch kontraproduktiv. Aber ich werde noch mal mit Herrn Wilke sprechen.»

Herr Koch wirkte erleichtert, und ich erkannte einen Hauch von Genugtuung in seinen Augen. Nachdem die Mitarbeiter den Raum verlassen hatten, war ich mit der Leiterin allein.

«Das finde ich irgendwie sehr seltsam», sagte ich zu ihr. «Ich habe da kein aggressives Potenzial seitens des Patienten wahrgenommen, sondern hatte eher den Eindruck, Herr Koch war wegen der forensischen Vorgeschichte verunsichert.»

«Ja», gab sie zu. «Er hat jahrelang in einem Behindertenwohnheim gearbeitet, mit psychisch Kranken ist er nicht so erfahren. Ich wollte ja nur, dass er sich beruhigt, wenn er sieht, dass Sie gleich kommen, wenn es Probleme gibt.»

«Das hätten Sie mir aber gleich sagen können», entgegnete ich.

«Dass hier nicht der Patient, sondern der Mitarbeiter ein Problem hat.»

«Na ja, aber es ist ja noch nicht so ganz klar, immerhin ist der Herr Wilke ja danach provokativ im Muskelshirt auf Herrn Koch zugegangen. Und wir wissen ja, dass er früher immer Leute in der U-Bahn zusammengeschlagen hat.»

«Ist Herr Wilke schon hier oder noch bei seiner Arbeit?», fragte ich.

«Er ist in seinem Zimmer. Wollen wir hingehen?»

Ich nickte und folgte der Leiterin zum Zimmer des Patienten. Herr Wilke lag auf dem Bett und hörte Musik. Er trug ein schwarzes Unterhemd und eine Jogginghose. Als wir ins Zimmer traten, richtete er sich auf.

«Oh, Frau Doktor!», rief er fröhlich überrascht. «Wollen Sie mal sehen, wie ich hier wohne?»

«Ja, gern», sagte ich.

«Gucken Sie mal, die Yucca-Palme habe ich vorgestern in der Gärtnerei gekauft. Ist die nicht toll?»

Er wies auf eine ungefähr achtzig Zentimeter hohe Pflanze, die in einem blauen Übertopf stand.

«Die ist wirklich klasse!»

«Ja, und hat nur fünf Euro gekostet. Da musste ich einfach zugreifen.»

«Das ist echt billig», bestätigte ich.

Ich ließ ihm noch eine Weile Zeit, mir seine Schätze zu zeigen, dann fragte ich ihn gezielt nach dem Ereignis der vorangegangen Nacht.

«Ach», fing er an. «Die Anja, die hat schon wieder so lange gequatscht. Macht die ja bei jedem Neuen. Und dann immer das Gleiche. Und ich wollt doch noch was essen. Na ja, da habe ich mir dann das Spiegelei erst gebraten, weil ich dachte, das dauert jetzt, und der Herr Koch ist immer so komisch, wenn ich sage, ich muss meine Medikamente aber um neun nehmen. Der meint, das ist egal, ich könne auch mal warten.»

«Er sagte, dass Sie dann später extra im Muskelshirt erschienen wären, als Sie die Medikamente abgeholt haben.»

Herr Wilke starrte mich verwirrt an. «Nein, das war das Unterhemd, ich hatte mein T-Shirt beim Braten mit Fett bekleckert und habe es schnell im Waschbecken eingeweicht, weil das sonst nicht mehr rausgeht.»

«Ach so.»

«Aber der Herr Koch, der ist schon komisch. Der hat so einen starren Blick drauf, als wenn er selbst Medikamente bräuchte.»

«Dann seien Sie ein bisschen nachsichtig mit ihm», sagte ich. «Ich wünsche Ihnen noch einen schönen Tag, Herr Wilke. Wir sehen uns morgen in der Ambulanz.»

Nachdem wir wieder draußen waren, sagte ich: «Sehen Sie, alles nur ein Missverständnis.»

Die Leiterin rieb sich verlegen die Nase. «Na ja, der Herr Koch ist halt noch neu. Ich werde mal mit ihm reden.»

«Sehr gut», sagte ich. «Und wenn so etwas künftig wieder vorkommt, sprechen Sie zuerst mit dem Patienten, ehe Sie einen dringlichen Arztbesuch vereinbaren. Manches klärt sich auch so. Zumal Herr Wilke doch schon seit zehn Monaten bei Ihnen ist und noch nie aggressiv wurde.»

Sie nickte seufzend.

Wie ich später erfuhr, konnten sich Herr Wilke und Herr Koch dann doch noch zusammenraufen und kamen miteinander gut klar, nachdem Herr Koch seine Ängste bezüglich forensischer Patienten im Rahmen einer Supervision bearbeiten konnte und sich mit diesem ihm bis dahin unbekannten Fachgebiet nicht mehr allein gelassen fühlte.

Der Psychiater und seine Kollegen aus anderen Berufen

TEIL 4

Wie Sie inzwischen wissen, ist die Psychiatrie bunt, und der Psychiater findet sich oft in der Dolmetscherrolle zwischen seinen Patienten und dem Rest der Welt wieder. Das gilt auch für seine ärztlichen Kollegen, insbesondere die Chirurgen, mit denen die Psychiater ja bekanntlich eine Hassliebe verbindet.

Meistens haben die Chirurgen das Gefühl, sie müssten es ausbaden, wenn die Psychiater ihren Patienten mal wieder erlaubt haben, Schachfiguren zu essen oder sich die Arme aufzuschneiden. Im besten Fall tragen die Chirurgen es mit Humor, im schlimmsten Fall fragen sie sich, ob die Psychiater ihren Job richtig machen.

In der Hierarchieebene des Ansehens stehen Chirurgen ganz oben – das fängt schon mit den Ärzteserien an. Ärzte operieren. Wer nur mit seinen Patienten redet, ist kein richtiger Arzt, daher werden Psychiater und Psychologen ja auch so oft miteinander verwechselt. Und deshalb werden auch viel lieber Arztserien über Chirurgen gedreht, die im Vorabendprogramm oder gar zur Primetime laufen, während die Psychiatrie den Hintergrund für Thriller oder Gruselfilme mit FSK 16 bietet. Nicht umsonst ist der berühmteste Psychiater der Filmgeschichte ein gewisser Hannibal Lecter.

Leider hat es für die Patienten manchmal negative Folgen, wenn die Kollegen anderer Fachgebiete uns Psychiatern nicht glauben wollen, dass wir auch Ärzte sind, die körperlich untersuchen können. So wie in dem Fall eines Patienten, der von seiner gesetzlichen Betreuerin in die Klinik gebracht wurde, da er seit Tagen nichts mehr gegessen hatte und meinte, seine Nachbarn würden ihn beeinflussen, damit er nicht essen könne. Da er seit vielen Jahren als Schizophrener bekannt war, landete er natürlich postwendend in der Psychiatrie.

Bei der Aufnahmeuntersuchung stellte ich fest, dass sein Bauch bretthart war – ein eindeutiges Zeichen für ein akutes Geschehen, zum Beispiel Magendurchbruch oder Blinddarmentzündung. Also rief ich die Chirurgen an.

«Wir haben keine Zeit, wir sind alle im OP», sagte der Oberarzt, den ich an der Leitung hatte. Ich fragte mich, wieso er dann in seinem Büro ans Telefon ging.

«Okay, dann sind Sie eben alle im OP, aber dieser Patient hat ein akutes Abdomen. Der muss noch heute gesehen werden.»

«Machen Sie ein Konsil für morgen.»

«Ich sagte heute!»

«Wir haben keine Zeit!»

«Das ist mir wurscht, ich lass den jetzt in Ihre Ambulanz bringen, und dann bleibt der da so lange, bis ihn sich ein Chirurg angesehen hat.»

Ehe mein Gesprächspartner mir widersprechen konnte, legte ich auf. Vor ein paar Wochen war auf einer anderen psychiatrischen Station ein Patient verstorben, weil der Psychiater sich vom Chirurgen hatte abwimmeln lassen. Da wollte ich lieber klare Verhältnisse schaffen, auch auf die Gefahr hin, dass die Chirurgen sauer auf mich wären.

Eine halbe Stunde später war der Patient in der chirurgischen Ambulanz, und noch eine halbe Stunde später klingelte mein Telefon. Es war der Oberarzt, mit dem ich zuvor gesprochen hatte. Zu meinem Erstaunen war er sehr freundlich und überhaupt nicht genervt.

«Ich habe ihn mir angesehen, und er ist gerade aus dem Röntgen zurück», sagte er. «Der hat freie Luft im Bauch, Magendurchbruch. Wir müssen sofort operieren. Aber irgendwie kommt er mir nicht einwilligungsfähig vor. Hat der eine gesetzliche Betreuung?»

«Ja, die Telefonnummer der Betreuerin steht auf der ersten Seite der Kurve.»

«Gut, dann ruf ich sie wegen der Einwilligung gleich mal an.»

Der Patient wurde noch innerhalb der nächste Stunde notfallmäßig operiert. Nachdem er sich von der OP einigermaßen erholt hatte, wurde er zurück in die Psychiatrie verlegt, denn seine Wahnsymptomatik bestand noch immer.

Vier Wochen später, er fing gerade an, sich erkennbar von seinem Wahn zu distanzieren, klagte er morgens über Herzbeschwerden und Übelkeit. Seine Gesichtsfarbe war aschgrau. Wir machten umgehend ein EKG, und ich hatte den Eindruck, dass es eine leichte ST-Streckenhebung zeigte, der klassische Hinweis auf einen Herzinfarkt. Ganz sicher war ich mir aber nicht, denn als Psychiaterin beurteilte ich nur selten in Notfällen EKGs, die routinemäßige Beurteilung der Aufnahme-EKGs wurde immer von den Internisten übernommen. Außerdem kann eine ST-Hebung verschiedene Ursachen haben, angefangen bei einer nicht ganz korrekt aufgeklebten Elektrode bis hin zu anderen kardiologischen Erkrankungen, die nicht so lebensbedrohlich wie ein Herzinfarkt sind.

Um sicherzugehen, nahm ich dem Patienten auch gleich noch Blut ab, um die typischen Parameter für einen Herzinfarkt im Labor bestimmen zu lassen. Allerdings dauert das eine Weile. In der Zwischenzeit rief ich die zuständige Internistin an.

«Ich habe hier einen Patienten mit Verdacht auf akuten Herzinfarkt, er beklagt Übelkeit und Herzschmerzen und hat eine ST-Hebung im EKG. Ist nur diskret im Vergleich zum Vor-EKG, aber ich würde ihn gern umgehend bei Ihnen vorstellen.»

«Schicken Sie das EKG vorbei, ich sehe es mir bei der Beurteilung heute mit an. Haben Sie schon Blut abgenommen?»

«Ist auf dem Weg ins Labor. Es wäre mir aber lieber, wenn Sie sich den Patienten persönlich ansehen würden. Der sieht nicht gut aus.»

«Schicken Sie mir erst mal das EKG. Übelkeit und Herzschmerzen können ja viele Ursachen haben. Was für eine psychiatrische Erkrankung hat er denn?»

«Er hat eine Schizophrenie», erwiderte ich. «Kann ich es Ihnen auch faxen, damit Sie gleich draufsehen? Die Hauspost braucht doch ewig.»

«Ja, das können Sie auch machen», sagte die Internistin lässig. «Aber dann bitte umgehend, ich muss gleich zur Sono.»

«Das hatte ich vor.»

Also faxte ich das EKG. Zehn Minuten später klingelte das Telefon. Es war die Internistin. Und jetzt war sie nicht mehr so ruhig wie zuvor, sondern ihre Stimme klang ziemlich hektisch.

«Sie hatten recht, das ist ein Infarkt! Ich habe mir schon die Laborbefunde telefonisch durchgeben lassen, die bestätigen den Befund. Ich würde ihn ja gleich auf die Intensivstation übernehmen, aber …»

«Was aber?», fragte ich nach.

«Er hat doch eine Schizophrenie, oder?»

«Ja, und?»

«Meinen Sie, der ist auf der Intensiv führbar?»

Bei dieser Frage rollten sich mir die Zehennägel auf.

«Natürlich ist er das. Seine Symptomatik ist abgeklungen, wir wollten ihn nächste Woche entlassen. Außerdem war er schon mal auf der Intensivstation der Chirurgie und war da auch gut führbar, obwohl er zu dem Zeitpunkt noch produktiv psychotisch war.»

«Ich meinte ja nur … Wir können da keinen gebrauchen, der uns die Station auseinandernimmt.»

«Sie würden gar nicht merken, dass er eine Psychose hatte, wenn ich es Ihnen nicht gesagt hätte!», sagte ich energischer, als ich eigentlich wollte. «Auf welche Intensiv soll ich ihn schicken?»

«Auf die Zwei», sagte sie. «Ich werde im Verlauf dokumentieren, dass Sie mir zugesichert haben, er wäre harmlos.»

«Ja, tun Sie das. Soll ich Ihnen meinen Nachnamen auch noch buchstabieren, damit Sie ihn richtig schreiben?»

Ich war sauer über diese Engstirnigkeit. Dass Laien Vorurteile gegen psychisch Kranke haben, kann ich verstehen, aber das hier war eine Kollegin, wenn auch aus einem anderen Fachgebiet. Zehn Minuten später wurde der Patient auf die Intensivstation verlegt.

So etwas ist leider kein Einzelfall – ich habe in meinem späteren Berufsleben noch oft mit ärztlichen Kollegen anderer Fachbereiche zu tun gehabt, die einen Patienten nur mit Kneifzange anfassen wollten, wenn es irgendeine psychische Erkrankung in der Vorgeschichte gab. Die Krönung dessen erlebte ich viele Jahre später beim Sozialpsychiatrischen Dienst, als uns die Körperbehindertenfürsorge eine Patientin zur Begutachtung übergeben wollte, damit wir ärztlich überprüften, ob der behindertengerechte Umbau ihres Badezimmers indiziert wäre.

Allein die Fragestellung irritierte mich, weil psychiatrische Erkrankungen eigentlich niemals den Umbau eines Badezimmers rechtfertigen. Dann las ich den Befund.

Die Frau war schwere Diabetikerin, hatte eine arterielle Verschlusskrankheit, und vor einem Jahr waren ihr wegen diabetischer Gangrän beide Füße amputiert worden. Eine Prothesenversorgung war nicht möglich, weil die Stümpfe nicht ausreichend verheilten. Zudem hatte sie auch noch eine schwere Niereninsuffizienz entwickelt und musste dreimal in der Woche an die Dialyse. Ich zählte insgesamt sechs schwere körperliche Erkrankungen und ganz am Schluss, an siebter Stelle, stand «reaktive Depression». Natürlich, das ist eine psychiatrische Diagnose – aber ich möchte den Menschen kennenlernen, der keine reaktive Depression bekommt, wenn ihm beide Füße amputiert wurden, er im Rollstuhl sitzt und auch noch dreimal in der Woche zur Blutwäsche muss …

Andererseits darf man den Kollegen anderer Fachbereiche ihre Unkenntnis auch nicht verübeln – im Medizinstudium nimmt die Psychiatrie nur einen kleinen Platz ein (übrigens genauso wie die Gynäkologie und Geburtshilfe – man kann in Deutschland Arzt werden, ohne jemals eine Entbindung miterlebt zu haben, da man im Studium nur einen einzigen Termin im Kreißsaal hat – und wenn an dem Tag keine Frau entbindet, geht man wieder nach Hause –, den Schein für den Termin bekommt man einzig für die Anwesenheit).

Wer sich also nicht für die Psychiatrie interessiert, kann sich durch das Studium mogeln, ohne jemals einen akut psychisch Kranken gesehen zu haben. Die Patienten, die man in den Kursen und Vorlesungen kennenlernt, sind bereits stabilisiert und so gesund, dass sie nur noch in der Rückschau erzählen können, was mit ihnen passiert ist.

Aber zum Glück für das Ego eines Psychiaters gibt es auch Situationen, in denen er Chirurgen beeindrucken kann – diese Gelegenheiten sind selten, doch es gibt sie.

Mein schönstes Erlebnis dieser Art ereignete sich im Anschluss an einen Nachtdienst. Chirurgen stehen mit den Hühnern auf, die sind schon um sieben Uhr in der Früh im Dienst – zu der Zeit herrscht bei den Psychiatern noch Nachtschicht, denn wir fangen im Allgemeinen erst um 8 Uhr 30 an.

An jenem Morgen wurde ich um 7 Uhr 15 angepiept. Die

Fachabteilung für Chirurgie hatte ein Problem mit einem Patienten, der Wahnvorstellungen hatte und sich mit einer Bettgitterstange als Waffe in seinem Zimmer verschanzt hatte. Ich atmete einmal tief durch, bedauerte die Tatsache, dass unsere Klinik über keinen Sicherheitsdienst verfügte, der bewaffnete Randalierer zur Vernunft brachte, dann machte ich mich auf, dort nach dem Rechten zu sehen.

Vor der Tür hatten sich bereits zahlreiche Schwestern, Pfleger und der Stationsarzt versammelt.

«Was ist denn passiert?», fragte ich, während ich mir die Patientenkurve reichen ließ, um mir ein Bild von dem Betroffenen zu machen. Keine psychiatrischen Vorerkrankungen bekannt, Alter 78 Jahre, Zustand nach Magen-OP am Tag zuvor.

«Er ist durchgedreht und hält uns für Hexen und Teufel», sagte der Stationsarzt.

«Und das ist jetzt erst aufgetreten?»

«Ja, heute früh, davor war er ganz normal.»

«Haben Sie auch die Laborwerte?»

«Ja hier.»

Die Werte waren im Prinzip normal, aber es zeigte sich eine leichte Verschiebung des Elektrolytgleichgewichts und der Nierenwerte, was für sich allein nicht unbedingt eine Bedeutung haben musste, aber im Verlauf und in Verbindung mit dem Zustand nach der OP am Tag zuvor für ein Durchgangssyndrom oder Delir sprach. Normalerweise sind die Leute in so einem Zustand nur verwirrt, und es gibt sich innerhalb eines Tages wieder, wenn sie ausreichend trinken.

«Hat er nach der OP ausreichend Flüssigkeit zu sich genommen?», fragte ich.

«Er war fit, wir haben deshalb kein Einfuhr-Protokoll geführt, er hatte immer Mineralwasser am Bett.»

«Spricht für ein Durchgangssyndrom. Ich schau ihn mir mal

an.» Dann schickte ich mich an, die Tür zu seinem Zimmer zu öffnen.

«Wollen Sie das wirklich tun?», fragte der Chirurg. «Der hat uns gedroht, uns mit der Bettgitterstange zu erschlagen.»

«Ich bin vorsichtig, keine Angst.»

Ich klopfte einmal an die Tür, dann öffnete ich sie langsam. Der alte Herr stand angespannt in der Ecke, die silberne, rund zwei Meter lange Bettgitterstange umklammert wie einen Holzprügel.

«Guten Morgen», sagte ich. «Mein Name ist Doktor Hochbrunn. Ich habe gehört, Ihnen geht es nicht so gut?»

Er sah mich mit großen, ängstlichen Augen an.

«Kommen Sie von denen da draußen?»

«Wen meinen Sie?»

«Von diesen Hexen?», zischte er.

«Nein, ich komme nicht von den Hexen. Ich wollte sehen, wie es Ihnen geht und ob Sie Hilfe brauchen.»

«Mein Herz rast», sagte er. «Ich habe es mit dem Herzen.»

«Bekommen Sie normalerweise Herztabletten?»

«Ich habe sie heute nicht bekommen. Die Hexen haben sie vertauscht.»

«Das ist nicht schön. Soll ich Ihnen die Tabletten geben?»

«Haben Sie sie denn dabei?»

«Ich werde sie besorgen. Aber vorher sollten Sie mir diese Stange geben. Sie wollen den Leuten damit doch keine Angst machen.»

Ich hielt ihm auffordernd meine geöffneten Hände entgegen, allerdings immer bereit, im Notfall zur Seite zu springen. Er zögerte kurz, dann gab er mir die Stange.

«Vielen Dank!», sagte ich. «Ich bringe die Stange jetzt weg und hole Ihnen gleichzeitig Ihre Medikamente.»

Er nickte. «Aber lassen Sie nicht die Hexen rein.»

«Nein, keine Sorge.»

Ich verließ das Zimmer und schloss die Tür hinter mir. Der Chirurg, die Schwestern und Pfleger sahen mich erstaunt an, als ich mit der langen Bettgitterstange in der Hand herauskam.

«Hier, packen Sie das mal weg», sagte ich zu einem der Pfleger und gab ihm die Stange. «Und dann brauche ich die Medikamente des Patienten und zusätzlich ein Milligramm Lorazepam.»

«Will er sie denn nehmen?», fragte der Chirurg.

«Ja, aber nur, wenn die Hexen sie ihm nicht geben. Deshalb gebe ich sie ihm jetzt. Und wenn er das Lorazepam genommen hat, wird er müde, dann schläft er, und dann hoffen wir mal, dass das Durchgangssyndrom beim Aufwachen vorbei ist. Im Zweifelsfall geben Sie ihm heute Abend und morgen früh noch mal jeweils ein Milligramm Lorazepam. Und überprüfen Sie noch mal die Elektrolyte – ich vermute, er hat nach der OP einfach zu wenig getrunken.»

Kurz darauf kam eine Schwester mit den Medikamenten des Patienten zurück. Ich ging wieder in sein Zimmer, und er nahm sie widerstandslos ein.

«Und jetzt sollten Sie sich wieder ins Bett legen», sagte ich danach zu ihm. «Die Hexen werden Ihnen nichts tun und kommen auch nicht in Ihr Zimmer.»

Nachdem er sich ins Bett gelegt hatte, verließ ich sein Zimmer endgültig. Das chirurgische Stationsteam stand noch vor der Tür.

«Wie haben Sie ihn dazu gebracht, Ihnen die Bettstange zu geben und dann auch noch Medikamente zu nehmen?», fragte der Chirurg sichtlich beeindruckt.

«Ich habe einfach mit ihm geredet und ihn darum gebeten», sagte ich.

«Das war alles? Als ich versucht habe, mit ihm zu reden, wollte er mir den Schädel einschlagen.»

«Tja, das Reden ist eben unser spezifisches Fachgebiet», sagte ich mit einem Lächeln und behielt für mich, dass auch eine gewisse Portion Glück dazugehört, wenn man einen Patienten verbal erreichen möchte. Man muss nicht alles entmystifizieren, schon gar nicht, wenn man gerade einen Chirurgen beeindruckt hat.

Eine andere Berufsgruppe, mit der Psychiater oft zu tun haben, sind Psychologen. Na, konnten Sie sich den Unterschied zwischen den beiden Berufsbildern merken? Der Psychiater als Arzt redet und verordnet bei Bedarf auch Medikamente. Der Psychologe redet ausschließlich, weil er keine Medikamente verordnen darf.

In den meisten Fällen ergänzt sich das sehr gut. Ein erfahrener Psychologe merkt, wenn er mit Reden allein nicht weiterkommt, sondern Medikamente oder andere therapeutische Behandlungsmaßnahmen angezeigt sind. Dann holt er seinen psychiatrischen Kollegen hinzu, und man tauscht sich fachlich gleichberechtigt aus.

Die meisten Psychologen gehören in diese Kategorie, und die Arbeit mit ihnen ist angenehm und zielführend.

Aber dann gibt es noch die etwas spezielleren Psychologen. Sie unterscheiden sich von den normalen Psychologen schon allein durch ihren Kleidungsstil, der fast einen Uniformcharakter hat.

Die weiblichen Vertreter dieser Spezies erkennt man daran, dass sie grundsätzlich bunte Seidenschals oder Halstücher tragen, die auf komplizierte Art und Weise drapiert werden. Zusätzlich tragen sie große, klobige Modeschmuckketten, seltener echten Bernstein, und legen großen Wert auf ihre Ausdrucksweise. Sie sind fast alle in der Tiefenpsychologie oder Psychoanalyse beheimatet.

Die männlichen Exemplare dieser Spezies tragen meist Anzug mit Weste und Uhrkette, dazu überdurchschnittlich häufig Baskenmützen. Auch sie legen großen Wert auf ihre Ausdrucksweise. Meistens haben sie eigene Psychotherapie-Praxen, und man trifft sie so gut wie nie in Kliniken. Ihre Patientenklientel ist handverlesen und muss monatelang auf einen Therapieplatz warten.

Kompliziert wird es dann, wenn sie der Meinung sind, dass einer ihrer Patienten in die Klinik muss, aber sie von vornherein festlegen wollen, wie die Behandlung in der Klinik auszusehen hat.

Ein normaler ambulant tätiger Psychologe ruft in der Klinik an, berichtet, welches Problem sein Klient hat und warum er einen Klinikaufenthalt für dringlich hält. Die weitere Entscheidung über die Form der Behandlung überlässt er den Kollegen in der Klinik.

Ganz anders sieht es bei den etwas spezielleren Psychologen aus, so wie im folgenden Fall:

«Guten Tag, Juliane Schnabelstein-Schröder am Apparat. Ich bin psychologische Psychotherapeutin und wollte Ihnen eine meiner Klientinnen zur Aufnahme vorstellen.»

«Guten Tag, Frau Schnabelstein-Schröder. Worum geht es bei Ihrer Klientin denn?»

«Sie hatte ein sehr traumatisches Erlebnis in ihrer Kindheit, und wir sind jetzt an den zentralen Kern gekommen. Ich befürchte eine anhaltende Destabilisierung, die ich mit meinen Mitteln nicht länger auffangen kann.»

«Okay, wie sieht die Destabilisierung aus? Ist sie suizidal oder hat sie Flashbacks?»

«Das möchte ich angesichts der Schweigepflicht jetzt nicht näher erörtern. Ich habe meiner Klientin zugesichert, dass ich für sie nur in der Klinik anrufen werde.»

«Gut, aber es wäre hilfreich, wenn Sie uns sagen könnten, was Ihre Klientin sich von dem Klinikaufenthalt erhofft.»

«Stabilisierung. Sie ist in einem sehr schwierigen Prozess und kann das ambulant nicht mehr bewältigen.»

«Ist sie suizidal?», wiederholte ich meine Eingangsfrage.

«Dazu wollte ich mich doch aufgrund der Schweigepflicht nicht äußern.»

«Das ist aber eine zentrale Frage, weil das ja auch behandlungsrelevant ist.»

«Also, Medikamente kommen schon mal gar nicht in Frage.»

«Das meinte ich jetzt auch gar nicht, ich möchte nur herausfinden, welche Station für sie geeignet wäre.»

«Nur eine offene Station und auf gar keinen Fall Medikamente.»

«Ist Ihre Klientin – unabhängig von eventuell vorhandener oder nicht vorhandener Suizidalität – absprachefähig?»

«Wenn sie das wäre, würde ich ja nicht Ihre Hilfe benötigen, oder?»

«Sie ist also nicht absprachefähig. Gehe ich recht in der Annahme, dass sie eventuell gefährdet sein könnte?»

«Ich möchte nicht, dass Sie meine Klientin jetzt in eine Schublade stecken.»

«Ich möchte doch nur wissen, worauf wir achten sollen, wenn Sie sich schon die Mühe machen, hier extra anzurufen, um sie uns anzukündigen.»

«Wenn ich Ihnen sage, dass sie destabilisiert ist, ist doch wohl klar, dass Sie sich um sie kümmern müssen. Aber auf keinen Fall auf einer geschlossenen Station und unter gar keinen Umständen mit Medikamenten. Das musste ich ihr versprechen. Sie dürfen mit ihr nicht mal über Medikamente sprechen, denn sie hat ein Problem mit der Abgrenzungsfähigkeit und würde dann unter Umständen Zusagen machen, die sie später bereut.»

«Also wissen Sie, Frau Schnabelstein-Schröder, ich kann Ihnen zusichern, dass niemand Ihrer Klientin Medikamente aufdrängen wird. Aber sollten wir zu dem Schluss kommen, dass sie von Medikamenten profitieren könnte, werden wir selbstverständlich mit ihr darüber reden und sie aufklären. Die Entscheidung, ob sie Medikamente nimmt oder nicht, liegt letztlich bei Ihrer Klientin.»

«Nein, nein, nein, nein!» Ihre Stimme wurde mit jedem Nein etwas schriller und höher. «Das geht so nicht. Ich habe mit ihr etwas anderes besprochen, und Sie wissen bestimmt, dass Absprachen eingehalten werden müssen.»

«Dann hätten Sie vor diesen Absprachen mit uns Kontakt aufnehmen müssen, um abzusprechen, ob Ihre Absprachen umsetzbar sind.»

«Meine Klientin braucht eine umfassende Betreuung und Fürsorge. Ich hätte nicht gedacht, dass Sie in Ihrer Klinik derart engstirnig sind. Aber von Ihrer Klinik habe ich ja schon so einiges gehört. Ich glaube, ich werde mich lieber an das Universitätskrankenhaus wenden. Einen schönen Tag noch.»

Und zack, hatte sie den Hörer aufgelegt. Das war einer von den Tagen, an denen ich im Geiste allen Göttern dankte, NICHT im Universitätskrankenhaus zu arbeiten, denn die haben dort mit solchen Leuten viel häufiger zu tun.

Nach-betrachtungen anstelle eines Nachworts

TEIL 5

Hier endet unsere Reise durch die unbekannte Welt der Psychiatrie. Ich hoffe, Sie haben einen kleinen Einblick in eine Welt erhalten, die vielen Menschen nur vom Hörensagen bekannt ist. Selbstverständlich habe ich alle Namen und Merkmale der Personen, die in diesem Buch auftauchen, so verändert, dass eine individuelle Zuordnung nicht mehr möglich ist.

Viele Bereiche konnte ich nur streifen, wer sich darüber hinaus für bestimmte Themen interessiert, dem sei die einschlägige Fachliteratur ans Herz gelegt. Dieses Buch erhebt keinen Anspruch auf Vollständigkeit, seine Aufgabe liegt darin, den Leser zu unterhalten, aufzuklären und Vorurteile gegenüber der Psychiatrie und psychisch Kranken abzubauen.

Während meiner Arbeit an diesem Buch kam es am 24. März 2015 zum tragischen Absturz des Germanwings-Flugs 4U9525. Im Rahmen dieser Tragödie war ich ein paar Tage lang im Schreiben blockiert – wie kann man an einem humorvollen Buch über Psychiatrie arbeiten, wenn so etwas passiert?

Aber was mich noch viel mehr erschütterte, waren die Reaktionen in der Presse und den sozialen Netzwerken. Da wurden auf einmal alle Depressiven als potenziell gefährlich betrachtet, es wurde darüber diskutiert, ihnen den Zugang zu bestimmten Berufen zu verweigern, und einige Politiker forderten die Lockerung der ärztlichen Schweigepflicht. Und all dies, ehe überhaupt vollends aufgeklärt war, was da eigentlich an Bord geschehen war.

Ich habe mich mit mehreren psychiatrischen Kollegen über den Fall unterhalten – und wir alle kamen zu demselben Schluss, ebenso wie zahlreiche renommierte Psychiater, die sich danach in der Presse äußerten.

Der Fall von Andreas L. war keine klassische Depression. Dagegen spricht die Tatsache, dass ein schwer depressiver Mensch, der sich mit Suizidgedanken trägt, meist an starken Schuldgefühlen leidet. Ein klassischer erweiterter Suizid liegt dann vor, wenn eine Mutter oder ein Vater im Rahmen einer schweren depressiven Erkrankung erst ihre Kinder und dann sich selbst töten – weil sie ihre Kinder nicht allein in der lebensunwerten Welt zurücklassen wollen, sozusagen als letzten, falsch verstandenen Aspekt der Fürsorglichkeit.

Ein Mensch mit einer so schweren Depression ist nicht in der Lage, seinem Umfeld etwas vorzuspielen und sich ganz normal zu geben, so wie im Fall von Andreas L., der ganz normal zur Arbeit ging und niemandem auffiel.

Was in dem Kopiloten genau vorgegangen ist, wird man mit letzter Sicherheit nie ergründen können, aber die vorliegenden Hinweise sprechen für eine narzisstische Persönlichkeitsstörung. Die meisten Menschen mit einer narzisstischen Persönlichkeitsstörung sind völlig unauffällig und oft sehr erfolgreich im Leben. Sie haben tief in sich ein mangelndes Selbstwertgefühl, das sie durch beruflichen oder sonstigen Erfolg kompensieren. Dadurch sind sie sehr ehrgeizig und leistungsbereit, weshalb sie oft Karriere machen. Narzisstische Anteile sind von Vorteil, wenn man Schauspieler oder Politiker werden möchte. Wenn der Erfolg ausbleibt, neigen Menschen mit einer narzisstischen Persönlichkeitsstruktur dazu, depressiv zu werden, aber nicht im Sinne einer klassischen Depression, sondern als Ausdruck der Persönlichkeitsstörung, die sich nur über Leistung definiert und keine ausreichenden Mechanismen kennt, mit Rückschlägen klarzukommen. In solchen Fällen werden diese Menschen oft suizidal, aber die meisten schaffen es, sich therapeutische Hilfe zu holen.

Für diese Theorie spricht die Tatsache, dass Andreas L. bereits in jungen Jahren während seiner Ausbildung suizidal dekompensierte, sich aber mittels einer Psychotherapie stabilisieren und seine Ausbildung fortsetzen konnte. Er holte sich die Anerkennung dadurch, dass er es schaffte, vom Hobbyflieger zum Berufspiloten aufzusteigen. Bis dieser Traum aus gesundheitlichen Gründen zu scheitern drohte. Irgendwann muss er dann den Plan gefasst haben, wenn er schon scheiterte, dann auch grandios, sodass man seinen Namen nie vergessen würde.

Der Tod der anderen Menschen wurde von ihm ausgeblendet. Auch die Tatsache, dass er ruhig im Cockpit sitzen blieb, während seine Kollegen hilflos an die Tür hämmerten (immer vorausgesetzt, dass es tatsächlich so war – wir kennen ja nur die in der Presse bekanntgegebenen Auswertungen des Flugschreibers), spricht für die schwere Persönlichkeitsstörung. Ein gewöhnlicher Depressiver hätte sich aller Wahrscheinlichkeit nach noch durch Worte erreichen lassen, denn die Schuldgefühle bei einer Depression sind immens.

Aber ein Mensch mit einer narzisstischen Persönlichkeitsstörung kann das alles ausblenden, wenn er einen solchen Entschluss gefasst hat. Möglicherweise genießt er sogar noch die letzte Macht, die er hat. Jetzt ist er Herr über Leben und Tod, und deshalb reagiert er nicht mehr auf das, was er hört, das Leid der anderen Menschen berührt ihn nicht, er kreist nur um sich selbst. Er kann nichts dafür – es ist Ausdruck seiner Störung.

Ähnliche Mechanismen greifen bei Selbstmordattentätern – auch die genießen die Macht über Leben und Tod, so sehr, dass sie sogar bereit sind, für dieses Gefühl der Macht ihr eigenes Leben zu opfern, denn so wird aus dem subjektiv empfundenen Scheitern noch ein Gefühl der Macht.

Hätte Andreas L. überlebt, wäre er aufgrund dieser Konstellation vermutlich im psychiatrischen Maßregelvollzug gelandet und nicht im Gefängnis.

Letztlich muss man sagen, dass es überhaupt keine Sicherheit gibt – im Gegenteil, wenn man die Schweigepflicht der Ärzte lockert und psychisch Kranke stigmatisiert, werden sich viel weniger Menschen in ärztliche Behandlung begeben. Und gerade diejenigen, die wirklich tickende Zeitbomben sind, können sich am besten tarnen.

Eine schwere Persönlichkeitsstörung lässt sich nicht durch eine einmalige Untersuchung erkennen. Es bedarf bei der Untersuchung eines Längsschnittverlaufs über viele Jahre, um die einzelnen Symptome zum Gesamtbild zusammenfassen zu können.

Nicht jeder Suizidale ist depressiv, und nicht jeder Depressive ist suizidal. Nicht jeder Mensch mit einer narzisstischen Persönlichkeitsstörung ist gefährlich, ganz im Gegenteil, die überwältigende Mehrheit ist völlig harmlos. Es sind immer nur Einzelfälle. Sehr seltene Einzelfälle. Die Anzahl der Straftäter unter psychisch Kranken ist prozentual gesehen genauso hoch oder niedrig wie die unter gesunden Menschen.

Es gibt keinen Grund, vor psychischen Erkrankungen Angst zu haben oder sie zu verstecken. Je offener man damit umgeht, umso besser für alle.

Warum haben alle Mitleid mit einem Piloten, der nicht mehr fliegen kann, weil er einen Herzinfarkt hatte, während alle denselben Mann schief ansehen würden, wenn er seine Flugtauglichkeit aus psychischen Gründen einbüßt? Warum muss sich jemand für eine Krankheit, für die er definitiv nichts kann, verstecken? In dem Moment, in dem jemand seine Erkrankungen verstecken muss, kann er sie nicht behandeln lassen.

Wenn es Politiker gibt, die der Meinung sind, man müsste die ärztliche Schweigepflicht über psychische Erkrankungen für bestimmte Berufe aufheben, weil sie eine Gefahr für die Öffentlichkeit werden könnten, sollten diese Politiker mit gutem Beispiel vorangehen und ihre eigenen Krankenakten komplett offenlegen, denn ein psychisch kranker Politiker kann durch falsche Entscheidungen ebenso viel Schaden anrichten.

Wenn Menschen nicht länger wegen einer psychischen Erkrankung stigmatisiert werden, sind sie eher bereit, sich zu öffnen, wenn es ihnen schlechtgeht, und sich Hilfe zu holen. Und davon profitiert die gesamte Gesellschaft.

Zu guter Letzt – jeder Dritte erkrankt im Laufe seines Lebens an einer psychischen Erkrankung. Wir tun uns also nur selbst einen Gefallen, wenn wir mehr Verständnis zeigen, denn vielleicht könnte es eines Tages auch uns selbst zugutekommen.

Claudia Hochbrunn, Mai 2015

Glossar

Abdomen:

Anatomisch-medizinische Bezeichnung des Bauchs. Das akute Abdomen bezeichnet einen unspezifischen krankhaften Prozess im Bauch, der dringend einer diagnostischen Abklärung und Behandlung bedarf.

Affekt:

Unter dem Affekt versteht man Gemütsregungen. Adäquate Affekte bedeuten, dass man bei lustigen Ereignissen lacht, bei traurigen weint. Affektlabilität bedeutet, dass jemand inkonstant in seinen Gemütsregungen ist, plötzlich weint oder lacht. Ein starrer Affekt bedeutet, dass jemand gar keine Gemütsregungen zeigt. Dem Affekt kommt große Bedeutung im → Psychopathologischen Befund zu.

Antidepressiva:

Medikamente, die zur Behandlung von → Depressionen eingesetzt werden. Sie sorgen je nach Substanzgruppe auf unterschiedliche Weise dafür, dass das Botenstoffgleichgewicht im Gehirn wiederhergestellt wird. Antidepressiva machen nicht abhängig, sondern wirken gezielt auf die Depression. Sie haben unterschiedliche Nebenwirkungen – einige steigern den Appetit und machen müde, andere vermindern den Appetit und machen munter. Je nach Leitsymptom der Depression (Antriebsschwäche oder innere Unruhe) werden sie nach erwünschten Nebenwirkungen verordnet. Die Nebenwirkungen treten sofort ein, die antidepressive Wirkung erst mit einer Latenz von zwei bis sechs Wochen, weil das Gehirn durch die Antidepressiva dazu angeregt wird, die fehlenden Botenstoffe in ausreichender Menge bereitzustellen, was seine Zeit braucht. Um diese Zeit zu überbrücken, werden die erwünschten Nebenwirkungen therapeutisch genutzt.

Antipsychotika:

Medikamente, die zur Behandlung von ➜ Psychosen eingesetzt werden. Die alte Bezeichnung, die von manchen Ärzten noch heute verwendet wird, lautet Neuroleptika. Antipsychotika machen nicht abhängig, haben aber z. T. starke Nebenwirkungen wie z. B. Appetitsteigerung und damit verbundene Gewichtszunahme, weshalb viele Patienten die notwendige Medikation nur äußerst ungern einnehmen.

Betreuung:

Man unterscheidet zwei Arten von Betreuung. Zum einen die psychosoziale Betreuung, die dazu dient, einem Patienten bei der alltäglichen Lebensgestaltung zu helfen. Psychosoziale Betreuer haben keine Rechte, sondern unterstützen ihre Klienten nur in allgemeinen Lebenslagen. Zum anderen gibt es die gesetzliche Betreuung, die früher als Vormundschaft bekannt war. Ein rechtlicher Betreuer wird vom Betreuungsgericht eingesetzt und ist der gesetzliche Vertreter des zu Betreuenden.

Bipolare affektive Störung:

Ein eigenständiges Krankheitsbild, früher auch manisch-depressive Erkrankung genannt. Bei dieser Erkrankung wechseln sich Depression und Manie (Größenwahn) ab. Das Ziel der Behandlung liegt darin, Depressionen und Manien zu verhindern, was durch eine Phasenprophylaxe erreicht wird, d. h., die Betroffenen nehmen dauerhaft Medikamente ein, die dafür sorgen, dass sie nicht ständig zwischen manischen und depressiven Phasen hin und her switchen. Eine depressive Phase wird mit Antidepressiva behandelt, eine akute Manie mit Antipsychotika.

Im akuten Zustandsbild kann man eine Depression im Rahmen einer bipolaren Störung nicht von einer anderen Depression unterscheiden, die Diagnose ergibt sich aus dem Längsschnittverlauf, ob in der Vorgeschichte auch manische Phasen vorhanden waren. Das hat Einfluss auf die Therapie – die o. a. Phasenprophylaxe.

Delir:

Krankheitsbild, bei dem das Bewusstsein und die Aufmerksamkeit eingeschränkt sind, des Weiteren oft verbunden mit Angst, ➜ Wahrnehmungsstörungen, → Halluzinationen und Unruhe. Ein Delir hat verschiedene Ursachen, es kann sowohl durch Alkoholentzug, → Elektrolytentgleisungen, Zustand nach Operation (→ Durchgangssyndrom) oder Medikamentenumstellung ausgelöst werden.

Depression:
Oberbegriff für eine Reihe von Erkrankungen, denen allen gemein ist, dass Stimmung, Antrieb und → Affekt betroffen sind. Man unterscheidet endogene Depressionen, die ohne erkennbare Ursachen auftreten, von reaktiven Depressionen, die aufgrund einer nachvollziehbaren Belastung auftreten (z. B. Tod eines Angehörigen, eigene schwere Krankheit), sowie von Depressionen im Rahmen einer → bipolaren affektiven Störung (umgangssprachlich manisch-depressiv genannt) und Depressionen, die als Begleitsymptomatik bei anderen psychischen Erkrankungen auftreten (z. B. bei → Schizophrenie oder → Persönlichkeitsstörungen). Die Behandlung orientiert sich an Symptomatik und Ursache. Je nach Schweregrad und Ursache ist eine Psychotherapie oder eine Behandlung mit → Antidepressiva indiziert.

Durchgangssyndrom:
Unter einem Durchgangssyndrom versteht man ein kurzzeitiges Delir, meist bei postoperativen Patienten, das häufig ohne weitere Behandlung nach wenigen Stunden wieder verschwindet.

Elektrolytentgleisungen:
Unter Elektrolyten versteht man in der Medizin die Mineralstoffe Natrium, Kalzium, Kalium und Magnesium im menschlichen Organismus. Wenn die Konzentration dieser Mineralstoffe gestört ist, hat das unterschiedliche Auswirkungen auf den Organismus, es kann zu psychischen Auffälligkeiten (Delir) oder zu körperlichen Beschwerden (z. B. Herzrhythmusstörungen) führen. Schwere Elektrolytentgleisungen können lebensbedrohlich werden und Herzstillstände und komatöse Zustände auslösen.

Halluzinationen:
Es handelt sich um eine Sinneswahrnehmung, ohne dass dafür ein objektivierbarer Reiz vorliegt. Halluzinationen gibt es für alle Sinnesqua-

litäten. Man unterscheidet akustische Halluzinationen (das klassische «Stimmenhören» des Schizophrenen), olfaktorische Halluzinationen (Geruchshalluzinationen), Coenästhesien (Leibhalluzinationen, die Betroffen spüren etwas am oder im Körper) und optische Halluzinationen (die klassischen «weißen Mäuse» bei Menschen im Alkoholentzug).

Davon abzugrenzen sind Wahnwahrnehmungen. Bei einer Wahnwahrnehmung nimmt der Betroffene etwas wahr, das wirklich da ist, aber er interpretiert etwas Falsches hinein (z. B. ein wehender Vorhang – der Gesunde sieht, dass der Vorhang weht, weil das Fenster offen ist, der Kranke glaubt, ein Monster stehe hinter dem Vorhang).

Lorazepam:

Medikament aus der Stoffgruppe der Benzodiazepine. Hat einen ausgezeichneten beruhigenden und angstlösenden Effekt und wird auch bei der Behandlung von ➜ Delir und ➜ Durchgangssyndrom verwendet, hat aber auch ein hohes Abhängigkeitspotenzial, weshalb es nur in ausgewählten Fällen zum Einsatz kommen sollte.

Persönlichkeitsstörungen:

Menschen mit Persönlichkeitsstörungen leiden unter tiefverwurzelten, anhaltenden Verhaltensmustern, die sich in starren Reaktionen auf unterschiedliche persönliche und soziale Lebenslagen zeigen. Sie verkörpern gegenüber der Mehrheit der Bevölkerung deutliche Abweichungen im Wahrnehmen, Denken, Fühlen und in den Beziehungen zu anderen. Solche Verhaltensmuster sind meistens stabil und beziehen sich auf vielfältige Bereiche des Verhaltens und der psychologischen Funktionen. Häufig gehen sie mit einem unterschiedlichen Ausmaß persönlichen Leidens und gestörter sozialer Funktionsfähigkeit einher.

Persönlichkeitsstörungen werden spezifisch durch eine auf das jeweilige Störungsbild ausgerichtete Psychotherapie behandelt. Medikamente können bei diesem Störungsbild allenfalls bei bestimmten Symptomen (Angst, Unruhe, Depressionen) unterstützend wirken, sind aber als alleinige Therapie niemals ausreichend.

PsychKG:

Abkürzung für das Psychisch-Kranken-Gesetz, das von Bundesland zu Bundesland unterschiedlich geregelt ist und genau festlegt, unter welchen Bedingungen ein psychisch Kranker gegen seinen Willen in der Psychiatrie untergebracht werden darf. Eine Unterbringung darf nur bei akuter Eigen- oder Fremdgefährdung erfolgen, wenn die Gefahr nur durch eine sofortige Zwangsmaßnahme abgewendet werden kann.

Psychopathologischer Befund:

Beschreibt das psychische Zustandsbild eines Menschen. Ist er wach und in allen Qualitäten (zeitlich, örtlich, situativ und zur Person) orientiert? Gibt es Denkstörungen? Redet er daneben? Oder hat er ein Wahnsystem? Leidet er unter ➡ Halluzinationen? Fühlt er sich verfolgt? Ist der Antrieb normal? Wie ist die Stimmung? Gedrückt, ausgeglichen oder gehoben? Wie sieht der ➡ Affekt aus? Besteht Suizidalität? Eigen- oder Fremdgefährdung?

Anhand eines sorgfältig erhobenen psychopathologischen Befundes kann ein Psychiater feststellen, welche Erkrankung vorliegt.

Psychose:

Bezeichnung für eine psychische Störung, die mit Realitätsverlust und Wahnvorstellungen einhergeht. Die häufigste Ursache der Psychose ist die Schizophrenie; allerdings können Psychosen auch durch organische Erkrankungen wie z.B. Hirntumore oder Hormonstörungen sowie durch Drogenkonsum ausgelöst werden.

Residuum:

Das Zurückbleiben von Restsymptomen einer Erkrankung nach der Genesung

Schizophrenie:

Psychische Erkrankung, die mit Psychosen einhergeht. Schizophrenie und Psychose werden oft synonym verwendet, Ärzte sprechen deshalb von einer schizophrenen Psychose oder einer Psychose aus dem schizophrenen Formenkreis, um sie von anderen Psychosen abzugrenzen.

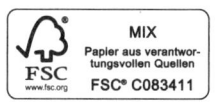